U0074868

小大人的公衛素養課

文 陳建仁、胡妙芬　圖 Hui

科學脈絡✕人文歷史‧流行病學✕預防醫學
後疫情時代的必備圖文知識書

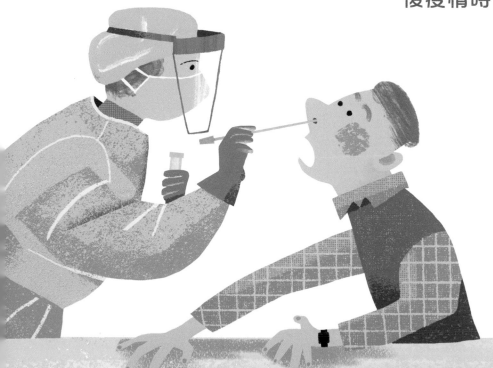

作者的話

成為幫助自己也幫助他人的防疫小老師

我們每個人都希望自己和親朋好友們，能夠天天身心健康、平安快樂。可是，一旦發生傳染病大流行，就會使很多人生病、住院或死亡，不准外出上課上班，禁止到公共場所聚餐或遊戲，讓很多人的生活受到限制。像 2019 年底在中國武漢爆發的新冠肺炎，就造成兩億人確定得病，超過四百萬人死亡，全世界都害怕恐慌、生活艱難。

現在科技發達，傳染病並不可怕，只要趕快找出病原體和它的傳染途徑，就可以透過各種方法來阻斷它的散播。我們可以發明快速診斷感染者的方法，很快隔離感染者和密切接觸者；可以發明疫苗來保護健康人，預防得到感染、重病或死亡；還可以發明各種藥物來治療被感染的人，讓他們早日痊癒，不會傳染別人。我們也可以利用機器人、數位科技來幫忙做好防疫的工作。

我們繪製這本書的目的，就是希望讀者們能夠學到傳染病流行的基本原理、預防傳染病的各種方法、日常生活中的防疫好習慣，以及疫苗藥物等防疫新科技，來提升大家的公共衛生素養，每個人都能做好傳染病的預防。

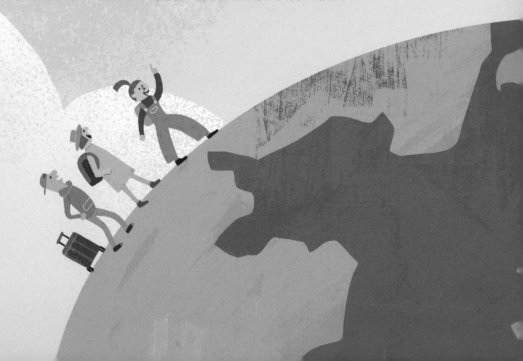

在這次新冠肺炎大流行當中，臺灣的孩子都表現得很好，都能勤洗手、量體溫、戴口罩、保持社交距離、避免群聚活動，都是防疫小尖兵，也是愛己愛人的無名英雄。防疫需要智慧和慈悲，才能善用醫藥科技，照護每一個人，特別是弱勢族群的健康。

希望這本書能夠讓小讀者們了解「我為人人、人人為我」的重要性，努力實踐防疫守則，讓任何傳染病都能透過大家的努力而得到很好的控制。更希望你們能夠跟父母親、祖父母、親戚朋友分享書中的內容，做一個防疫的小老師！

陳建仁

美國約翰霍普金斯大學流行病學博士
臺灣流行病學家、中央研究院院士

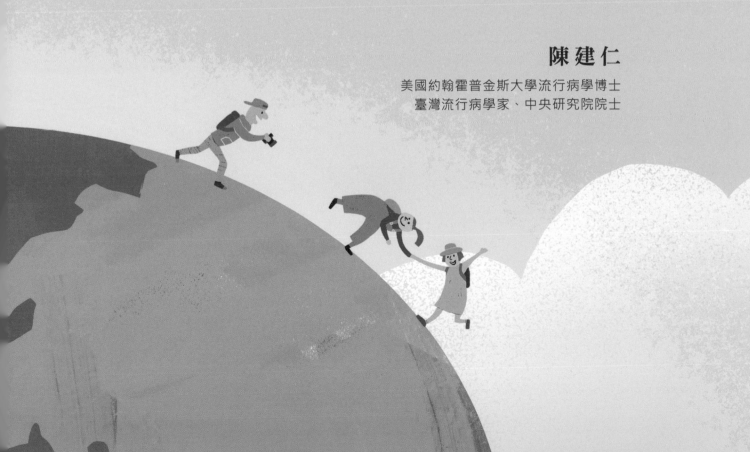

目錄

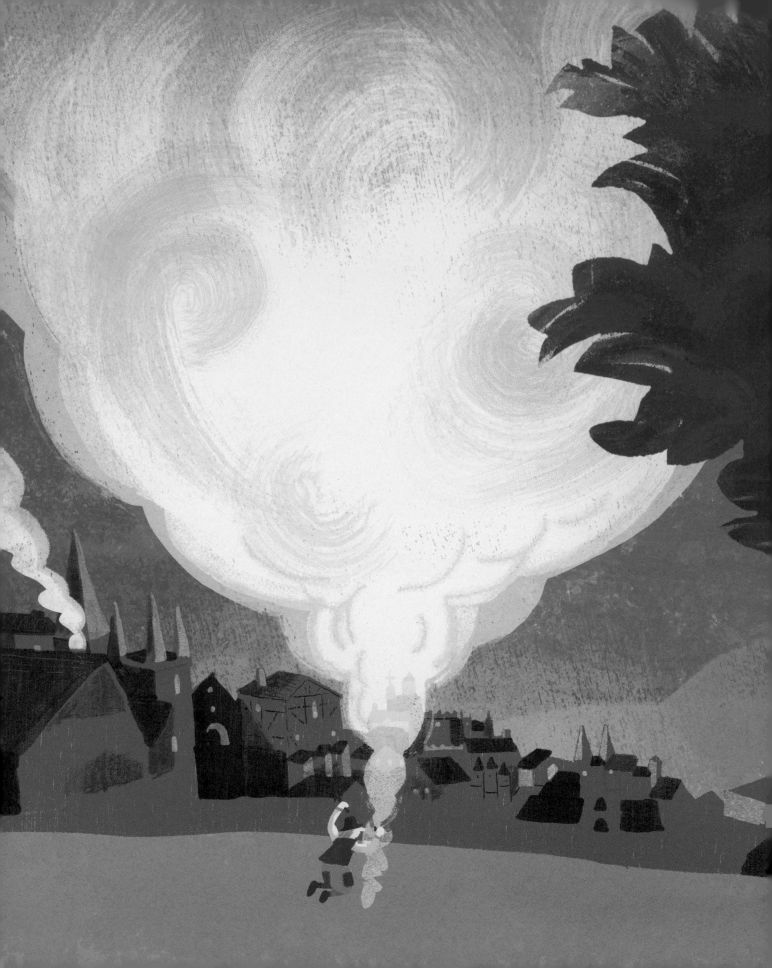

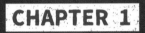

CHAPTER 1

打開人類與
傳染病的奮鬥史

人類的歷史是一場對抗傳染病的永恆競賽。大型的瘟疫隨時隨地可能降臨,帶來恐怖、黑暗與死亡的災難。在人類的歷史上,可怕的傳染病曾經使得民族滅亡、國家衰敗,也大大影響人類的遷移、制度的改變與戰爭的勝負。當瘟疫爆發時,從販夫走卒到一國之君,都難逃傳染病的恐怖威脅。但是同時,傳染病也促使人類進步、科學發展與醫藥發達。人類在對抗傳染病的漫長歲月裡,一步一步的從完全無法抵抗,慢慢走向勝利。

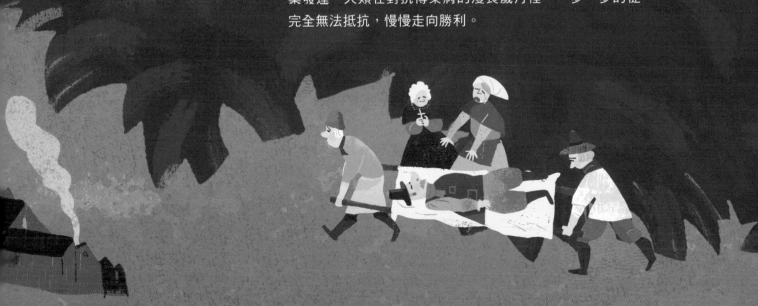

法老王的詛咒？
3000 年前就在埃及流行的天花

天花是一種非常古老的流行疾病。至少在距今 3000 年前的古埃及，天花就已經奪走無數人的性命，就連天神在人間的化身——法老王也可能染上，無法逃過天花的魔爪。

古代人類以為，天花是憤怒的天神對人們降下懲罰。感染天花的人，不是眼盲、身體畸形或有滿臉的麻疤，就是死亡。

大約在西元前 1000 年，一個埃及商人將天花傳進了印度。1000 年後，印度人又把天花傳進中國。天花在印度和中國肆虐，奪走無數人的生命，尤其是兒童，父母親都非常擔心自己的孩子染上天花。500 年後，天花又從中國蔓延到日本。根據歷史記載，光是在西元 735 ～ 737 年，可怕的天花在這短短幾年間就殺死了整個日本 $\frac{1}{3}$ 的人口。

連法老也得天花，太可怕了！

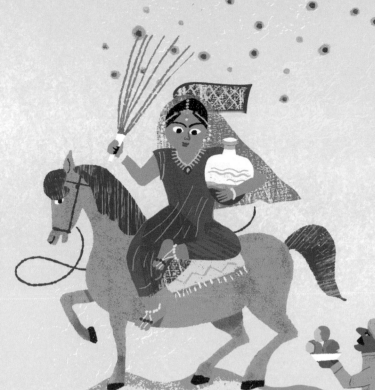

古代的印度人相信，天花是由天花之神「史塔拉」所帶來的。史塔拉總是一手拿著散播天花的掃帚，一手拿著能舒緩病情的聖水瓶。所以人們要準備食物和水，虔誠的祭拜史塔拉，才能避免染上天花。中國認為帶來天花的是「痘疹娘娘」，日本和非洲則是「皰瘡神」。

神啊，求求你別讓我得到天花！

在人類的歷史上，即使是尊貴的君王也可能跟平民一樣染上天花而死亡，例如 16 世紀印加統治者瓦伊納‧卡帕克、18 世紀俄國的彼得二世和 18 世紀法國的路易十五。而人們在古埃及法老王拉美西斯五世的木乃伊上，發現了滿滿的膿皰與痘疤，顯示這位尊貴的法老可能也是感染天花而死亡，是目前發現最古老的天花病人。

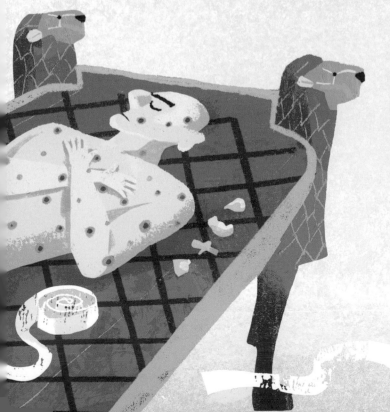

擠奶姑娘不會得天花？
用牛痘打敗天花

天花在全世界肆虐了四、五千年，人類還是拿不出好辦法來對付它。不過長久以來，英國鄉村卻有一個傳說，那就是擠牛奶的女工特別不容易染上天花。這是真的嗎？為什麼呢？經過一名內科醫生愛德華・詹納（Edward Jenner, 1749-1823）仔細研究後，確定是因為擠奶女工從牛身上感染「牛痘」以後，就不會感染天花。所以在西元1796年，他大膽的進行一項實驗——先在一個 8 歲男孩的身上接種牛痘，半年後，再把天花患者身上取來的結痂「種」在小男孩身上，結果小男孩果然沒事，他的身體已經對可怕的天花免疫了！

成功的消息傳了出去，世界各地的人們都想如法炮製詹納醫生的救人妙計。

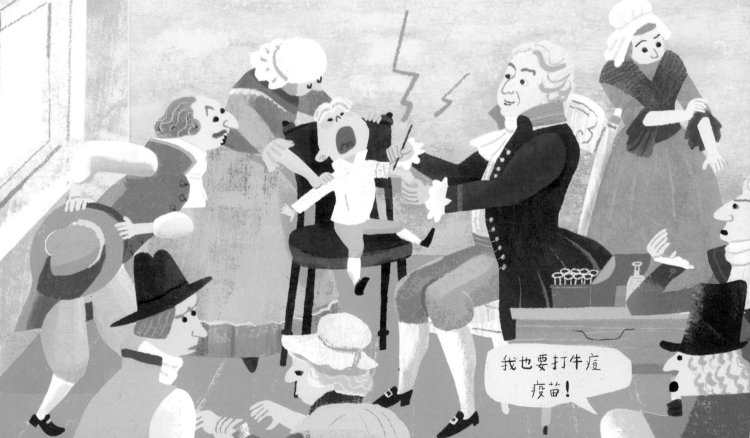

接種牛痘的實驗

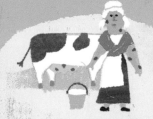

1 擠牛奶的女工被牛感染「牛痘」，皮膚長出膿皰。

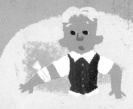

2 詹納醫生把女工膿皰中的膿液接種在小男孩身上。

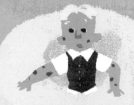

3 小男孩輕微的發病，皮膚上也長出牛痘的膿皰。

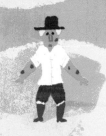

4 半年後，詹納醫生從其他天花病患身上取下帶著天花病毒的結痂。

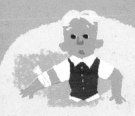

5 詹納醫生把結痂接種在小男孩身上。

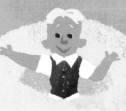

6 牛痘疫苗保護了小男孩，所以小男孩沒有發病！

剛開始，人們對詹納醫生的牛痘接種半信半疑，有人甚至嘲笑種牛痘的人會從傷口長出一隻牛來！但是詹納醫生很有信心，還用自己的孩子實驗證明，接種牛痘以後不會染上天花。在短短幾年內，英國境內就有超過 10 萬人接受預防接種，並且迅速傳到歐洲、加拿大、南美洲各地。西元 1853 年，英國還首度通過法律，強制所有國民都必須接種牛痘，天花也因此漸漸在英國絕跡。

但是世界上並不是每個區域的人們都能幸運的接種，一直到 20 世紀，每年還是有 1000 ～ 1500 萬人得到天花，並且有 200 萬人因為天花而死亡。人們也因此意識到：除非世界上所有的國家團結起來圍堵天花，才有可能把天花完全撲滅。西元 1967 年，世界衛生組織展開了積極行動，隔離所有染上天花的病患，並且讓所有和病患接觸過的人都接受預防接種，終於使天花在西元 1980 年消失，天花也成為歷史上第一個被人類打敗的可怕流行病。

11

痲瘋病患是遭天譴嗎？
從歧視到溫柔照顧的漢生病

如果問起歷史上最受歧視、最被誤解的疾病是什麼？答案一定非痲瘋病莫屬。染上痲瘋病的人，身體會失去知覺，外形變得恐怖、醜陋，所以往往被當成怪物，被人們殘酷對待，遭到社會遺棄。兩千多年前，中國古代秦朝的法律就規定：痲瘋病人就是罪犯，必須被殺死、活埋。聖經中也記載舊約時代認定痲瘋病人「不乾淨」，法律規定病人必須住野外、遠離他人，身上還要帶鈴，用鈴聲警告大家不要靠近。其後世界各地還建立許多「痲瘋村」、「痲瘋院」，把痲瘋病人關起來，任其自生自滅、與世隔離。

幸好還是有不少善良的人溫柔對待痲瘋病人。到了 19 世紀，人們也終於知道，是「痲風桿菌」引起了「痲瘋病」，從此痲瘋病不再是無藥可治的絕症，運用抗生素治療並且細心照顧，就可以讓他們好起來。

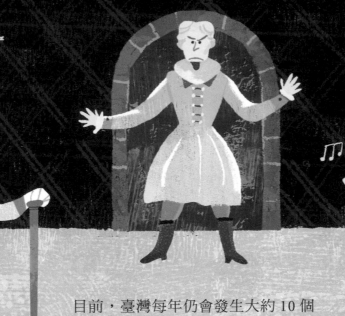

目前，臺灣每年仍會發生大約 10 個新的痲瘋病病例。但是如果病人及早接受藥物治療，可以完全康復，不會留下後遺症。

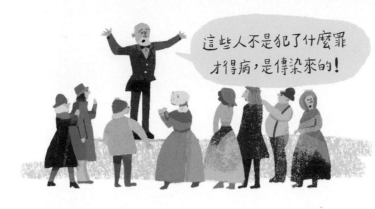

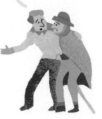

漢生醫生發現麻風桿菌

不少古代歐洲人相信，麻瘋病人是因為作惡受到天神的懲罰，所以罪有應得，並不值得同情。也有不少人猜測，麻瘋病可能是先天遺傳或是吸入瘴氣所造成的。但是來自挪威的漢生醫生（Gerhard Henrik Armauer Hansen, 1841-1912）不這麼認為。他在西元 1873 年發現「麻風桿菌」，證明了麻瘋病其實是感染麻風桿菌。這個重大發現使人們不再歧視麻瘋病人，也了解避免得病的正確方法。後來為了避免歧視，醫學界用漢生醫生的名字為麻瘋病正名，稱為「漢生病」或「韓森氏病」。

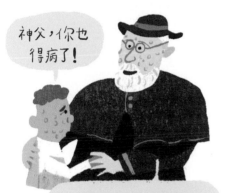

達米盎神父與漢生病人生死與共

達米盎（Pater Damiaan, 1840-1889）是比利時的天主教神父，年輕時自願到夏威夷莫洛凱島上的一個隔離區救治漢生病人。當時，島上的病人被人們遺棄，過著自生自滅的悲慘生活。達米盎神父張開雙手擁抱他們，為他們興建教堂、學校，教導他們讀書，使他們活得快樂有尊嚴。但也因為經常為病人處理或包紮傷口，達米盎神父最後也染上了漢生病、慢慢死去。他的故事感動了無數人，也讓更多人立志無怨無悔的為漢生病人犧牲奉獻。

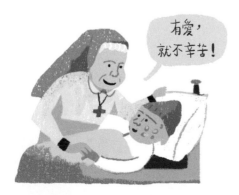

丁德貞修女一生守護漢生病患

丁德貞修女（Elviva Valentin Martin, 1922-2012）在西元 1953 年的時候來到臺灣，並從西元 1962 年開始將一生貢獻給樂生療養院裡的漢生病人，守護他們也從不覺得辛苦。丁德貞修女特別會照顧嚴重的漢生病人，為他們擦澡、剪指甲、換衣服、跟他們聊天談話，並在他們臨終前陪在身邊，使病人得到極大的安慰。

中世紀的死亡之舞
歐洲黑死病大流行

西元 1346 年，一種神祕的疾病從亞洲沿著貿易路線進入歐洲，在短短 7 年間奪走了 60% 歐洲人的生命。如果染上這種可怕的怪病，10 個人裡有 8 個會在痛苦中死去。他們的皮膚會因為皮下出血而爆發奇怪的黑斑，所以人們稱它為「黑死病」，每天在每個城市中，都可能有成千上萬人因為這種恐怖的疾病而痛苦的死去。

黑死病帶給人們極度的恐慌，街道上成天堆滿屍體，空氣中總是瀰漫著憂鬱、恐怖與哀傷的氣息。當時沒有人知道這種怪病從何而來，也不曉得如何預防。少數人把矛頭指向一些無辜的人們，懷疑是乞丐、痲瘋病人、異教徒或其他外來者帶來疾病。有些地方甚至懷疑是猶太人在井水中下毒，於是群起攻擊猶太人，甚至還把無辜的猶太人活活燒死。

籠罩在黑死病陰影下的歐洲，出現一種打扮怪異的「鳥嘴醫生」。為了避免被傳染，他們治療病患時會用長棍檢查病人的身體，還用手套、長靴、鳥嘴面具和上了蠟的長袍來保護自己。但是這些服裝和面具根本沒用，許多鳥嘴醫生也染上黑死病痛苦的死去。

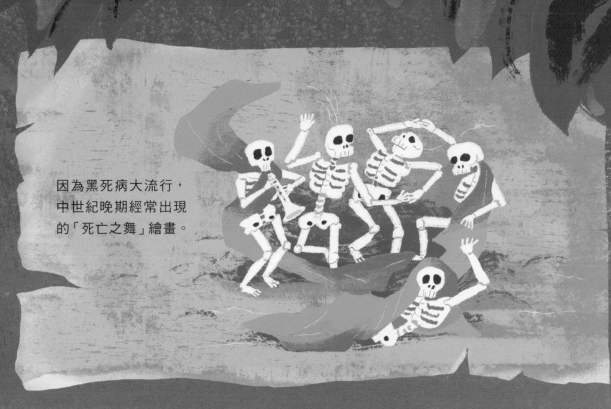

因為黑死病大流行，
中世紀晚期經常出現
的「死亡之舞」繪畫。

黑死病傳播地圖

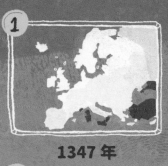

1347 年

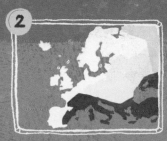

1348 年

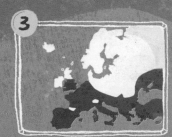

1349 年

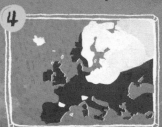

1350 年

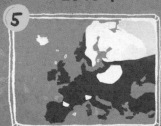

1351 年

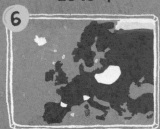

1353 年

西元 1347 ～ 1353 年，黑死病以驚人的速度快速蔓延至整個歐洲，
只有少數地區倖免於難。（紫色為黑死病的擴散面積）

15

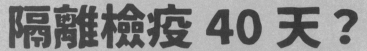

隔離檢疫 40 天？
港口船隻的黃色警戒

可怕的黑死病在 14 世紀橫掃整個歐洲，造成人心惶惶，但是人們不想坐以待斃，還是想方設法努力防止傳染病的蔓延。

西元 1377 年，位在現今克羅埃西亞境內的拉古薩共和國，就制定了人類史上第一個「隔離檢疫」的命令「Trentino」（字首源自義大利文 Trenta，是數字 30 的意思），規定來自疫區的人必須被隔離 30 天才能進入拉古薩，其他國家也陸續跟進。但是，可能後來人們發現，感染黑死病到死亡的時間平均要 37 天，所以隔離期也從「30」天延長為「40」天，稱為「Quarantino」（義大利方言，40 天的意思），這也就是現代「隔離檢疫」一詞── Quarantine 的由來。

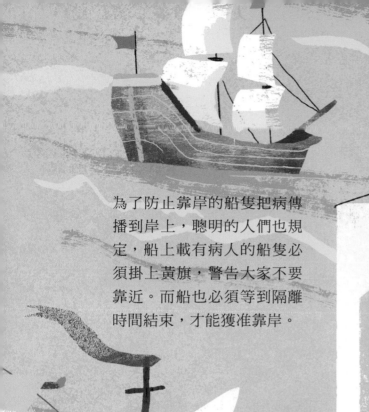

為了防止靠岸的船隻把病傳播到岸上，聰明的人們也規定，船上載有病人的船隻必須掛上黃旗，警告大家不要靠近。而船也必須等到隔離時間結束，才能獲准靠岸。

旗幟意義的演變

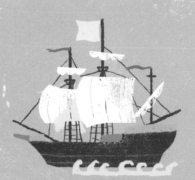

健康無虞

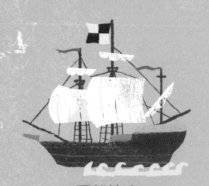

隔離檢疫

在古代警告船上有傳染病的黃旗，後來的意義卻不太一樣。在現在，純黃色正方形的旗子代表「船上的人員很健康，請允許靠岸」，掛上黃黑四格旗的船隻則表示「正在隔離檢疫中」。

17

「伊姆村」傳奇
成功隔離黑死病的村莊

在西元 1665 年，黑死病在英國倫敦又再一次爆發。一位不知情的倫敦布商，把帶有跳蚤的布料寄給位於英國中部的伊姆村裁縫師；結果，黑死病很快的在裁縫師的助手身上爆發，並在伊姆村裡快速的蔓延開來。

當時，黑死病的魔爪還侷限在英國南方。善良的伊姆村民為了不讓黑死病經由伊姆村傳到北方，選擇自我隔離，並在牧師的領導之下，把整個村莊封閉起來。

伊姆村民
已經死亡200人
201

他們用石頭築起圍牆、包圍整個村莊，自己刻好自己的墓碑，誓言即使染病也絕不越過圍牆。結果一年過後，全村數百人中死了 267 個人。也由於他們的壯烈犧牲，黑死病真的就此打住，沒有越過伊姆村傳到英國北方。

現在，人們已經知道「隔離」是抑制傳染病最重要的方法之一。而黑死病（現代稱為「鼠疫」）是由老鼠身上的跳蚤所傳播，這些跳蚤帶有「鼠疫桿菌」，正是在人體引發黑死病的元凶。

為了紀念這段歷史，在現今的伊姆村中，還能看到老鼠造型的風向儀。

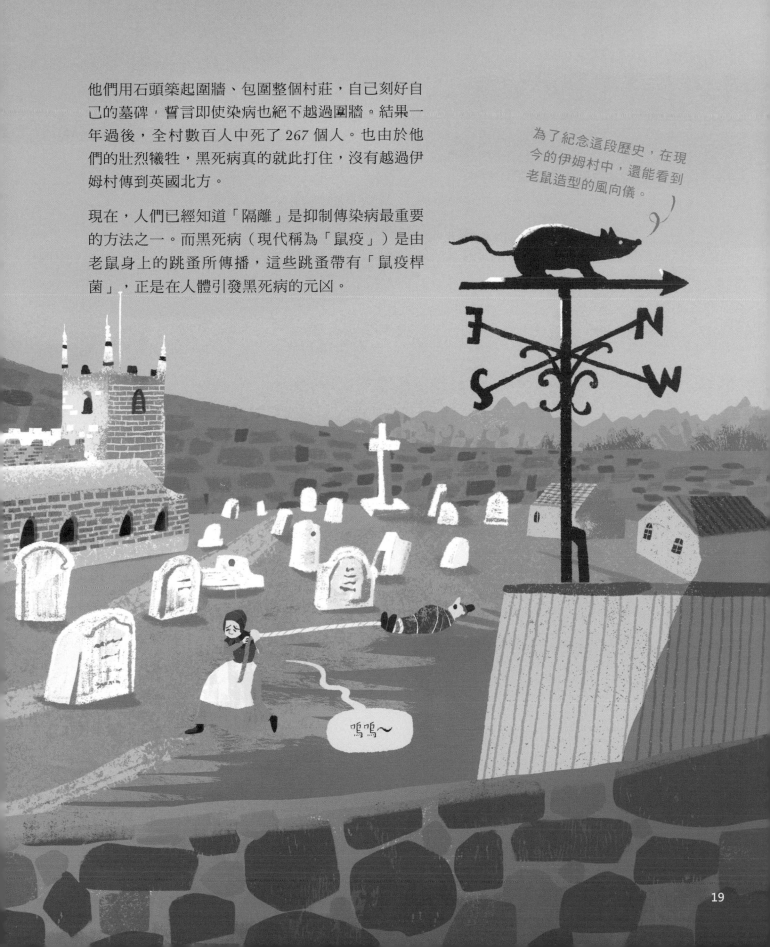

19

霍亂全球大流行
經水傳播的瘟疫

西元 1817 年，連日的滂沱大雨在印度引發洪水。洪水退去後，接著爆發了一場可怕的瘟疫。這種神祕疾病會讓健康的人猛烈腹瀉，爾後使人缺水、口渴，但是一旦忍不住喝了水，又會引發嚴重的嘔吐，使血液變得濃稠、難以流動，最後臉色因為缺氧變成青色，虛弱無力的死去。

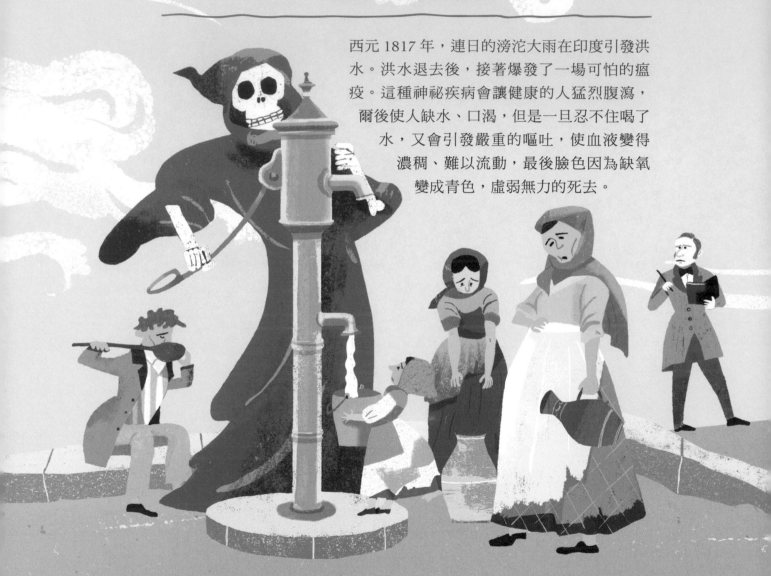

這是被稱為「霍亂」的怪病，隨著貿易商船的流通，很快的從印度傳播到全世界。單單在西元 1852～1859 年間，全球就有超過百萬人因為霍亂而失去寶貴的性命。

各國政府按照對抗黑死病的經驗，以為施行「隔離檢疫」就能阻止霍亂入侵。但奇怪的是，隔離對防堵霍亂沒有效果，而且治療霍亂的醫生也不會被病患傳染。為什麼會這樣呢？不少有志之士紛紛挽起衣袖展開調查。

破解霍亂之謎

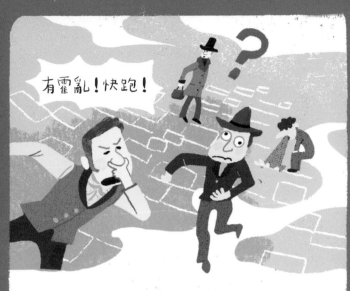

有霍亂！快跑！

在 19 世紀中期，大部分的人都認為，霍亂是因為病人「吸入被污染的空氣」（或稱「瘴氣」）所引起的。

1

如果是因為吸入瘴氣，應該是肺先出問題，怎麼會是拉肚子呢？

但是，英國醫生約翰・史諾（John Snow, 1813-1858）並不相信。

2

3

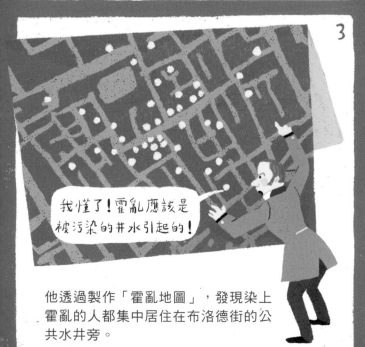

我懂了！霍亂應該是被污染的井水引起的！

他透過製作「霍亂地圖」，發現染上霍亂的人都集中居住在布洛德街的公共水井旁。

4

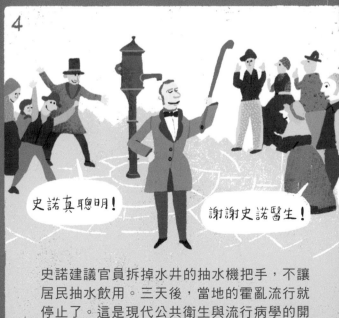

史諾真聰明！

謝謝史諾醫生！

史諾建議官員拆掉水井的抽水機把手，不讓居民抽水飲用。三天後，當地的霍亂流行就停止了。這是現代公共衛生與流行病學的開端。

媽媽們的救星
塞麥爾維斯發明「勤洗手」

在 19 世紀以前，許多母親在生完孩子後會莫名的發燒、下腹疼痛、身體寒顫而死去。一出生就失去母親的孩子，比現代多出很多。當時的人稱之為「產褥熱」，但是完全不知道原因。

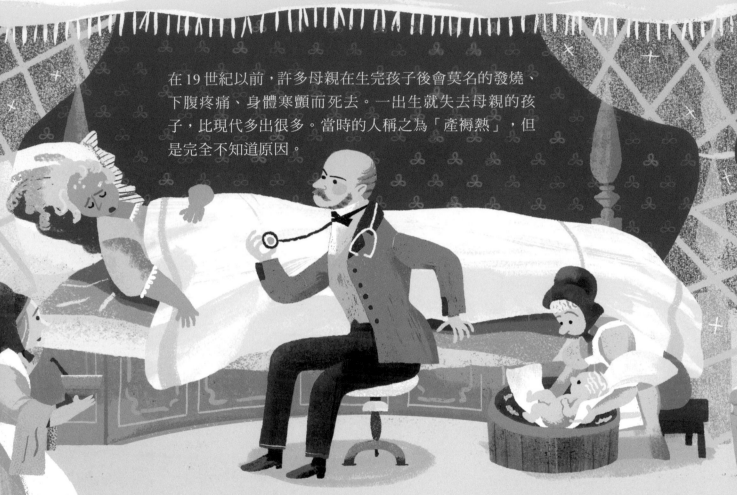

後來匈牙利的婦產科醫生塞麥爾維斯（Ignác Fülöp Semmelweis, 1818-1865）發現，只要在接生前「洗手」，並用漂白水消毒手和器具，就能避免產褥熱，解救無數母親們的性命。但是，塞麥爾維斯這種說法，惹火了許多接生前不洗手的醫生。他們陷害他，把他送進精神病院。最後，塞麥爾維斯更因不得志而早早過世。

然而，塞麥爾維斯死後，卻很快獲得了認同。科學家巴斯德證明是「微生物」引起了疾病、柯霍發現「霍亂弧菌」、李斯特提倡「消毒」理論，都在在證實塞麥爾維斯的說法是對的。由於這些發現與研究，讓無數後代的人不再因感染而失去生命。

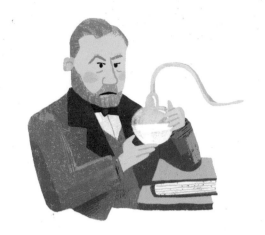

巴斯德提出「菌原論」

19 世紀中葉，法國科學家巴斯德（Louis Pasteur, 1822-1895）經過無數次的實驗和觀察後提出：「疾病是由細菌或其他病菌所引起的」。他發現煮熱的肉湯裡，不會增長細菌，接著發明「巴斯德消毒法」，使食物能長期保存也不會變壞。西元 1879 年，巴斯德的助手不小心把已經被破壞的霍亂弧菌注入雞的體內，發現雞會出現免疫能力；隨後巴斯德就用類似的方式，開發出炭疽病與狂犬病的疫苗，接著四處提倡預防接種的方法，後續造福了無數的人。

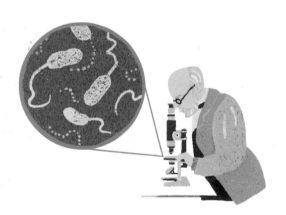

柯霍：細菌學的始祖

德國醫生柯霍（Heinrich Hermann Robert Koch, 1843-1910）為了解開微生物與疾病的關係之謎，把取自死亡動物的炭疽菌注入健康老鼠的體內，確認炭疽病就是由炭疽桿菌所造成的。除此之外，他還提出「柯霍法則」，定下四條實驗規則，並且用來發現導致結核病的結核桿菌、造成霍亂的霍亂弧菌。現代的科學家仍然使用「柯霍法則」來確認引起傳染病的微生物種類。

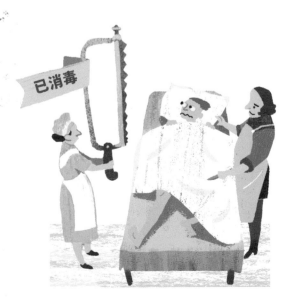

李斯特：消毒學之父

在 19 世紀中葉以前，醫生還沒有「消毒」的觀念，以致於外科手術經常因為感染而失敗，甚至造成病人死亡。西元 1865 年，英國的外科醫師李斯特（Joseph Lister, 1827-1912）提出，缺乏消毒是手術後發生感染的主要原因；醫生和護士為病人手術前，應該要洗手、消毒、穿上乾淨的長袍，手術器具要高溫消毒，病房最好噴灑消毒劑消毒，病人的傷口也要消毒並綁上繃帶。這樣做之後，大大降低了手術檯上的傷口感染率。因為李斯特的倡導，醫學界才慢慢建立起嚴格的消毒制度。

對抗細菌大作戰
抗生素的發現之旅

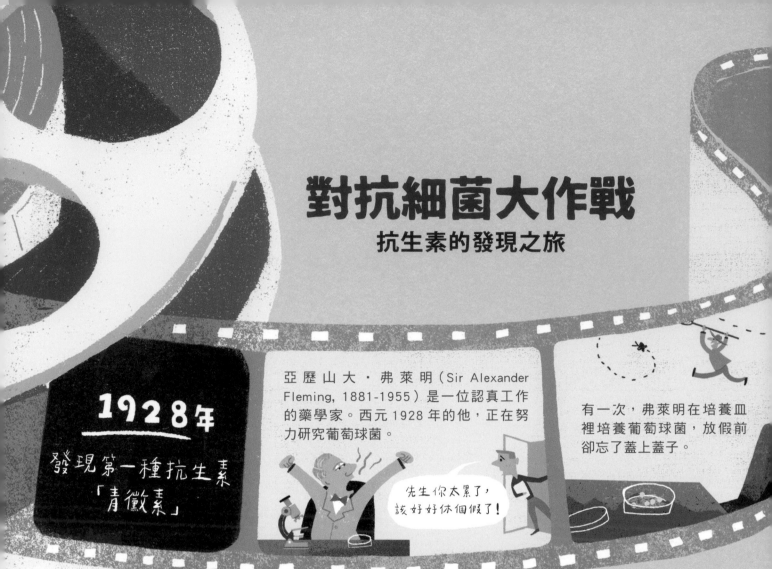

1928年
發現第一種抗生素「青黴素」

亞歷山大‧弗萊明（Sir Alexander Fleming, 1881-1955）是一位認真工作的藥學家。西元 1928 年的他，正在努力研究葡萄球菌。

先生你太累了，該好好休個假了！

有一次，弗萊明在培養皿裡培養葡萄球菌，放假前卻忘了蓋上蓋子。

19 世紀中葉時，人類雖然已經發現細菌，也了解在動手術前洗手、消毒，就可以有效的避免細菌感染，但一直到西元 1940 年代，人類才終於找到殺菌的法寶「抗生素」，有能力殺死感染人體的細菌。

從此以後，原本致命的疾病像是霍亂、百日咳、細菌性肺炎、腦膜炎、產褥熱等，全都變得有藥可醫。過去在沒有抗生素的漫長歲月中，動不動就會引起感染的外科手術，也因為有抗生素的存在，大大降低了感染風險，使得醫生們可以大膽的嘗試更複雜的外科手術，拯救更多寶貴的生命。

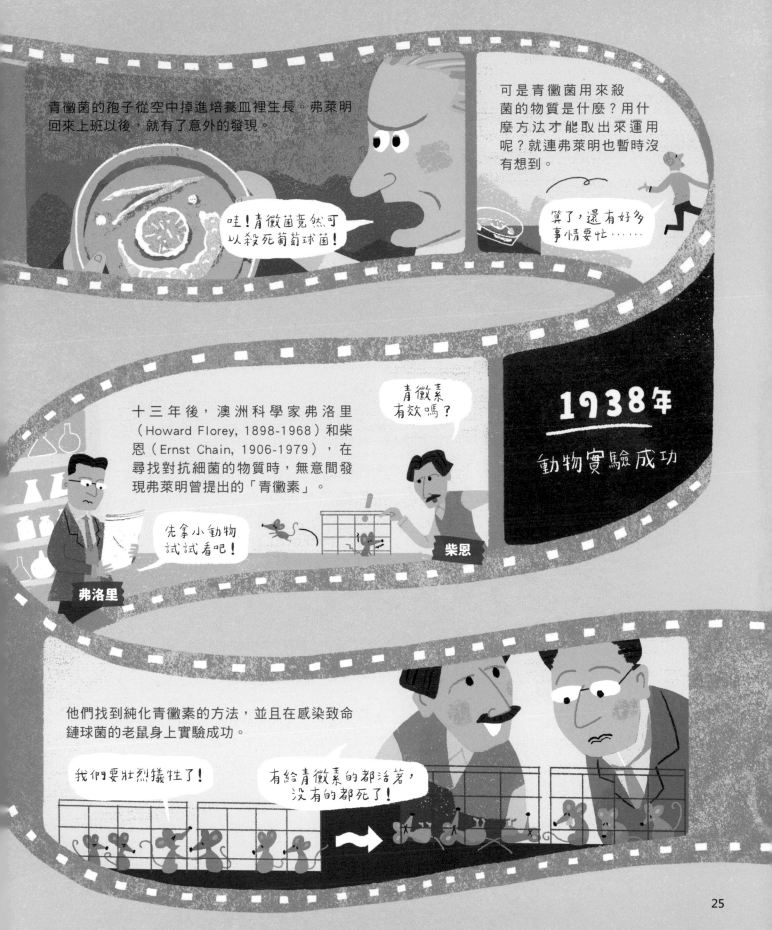

要證明青黴素有效，還必須做人體實驗才行。

嗯！再接再厲！

1941年
第一次人體實驗

為了尋找能快速生產青黴素的青黴菌種，弗洛里和美國的研究團隊合作，到處採集發黴物品的青黴來進行實驗。

好累喔！

已經找了上千種了，都找不到。

1945年
青黴素
成功量產

有一天，終於在市場撿來一顆發黴的哈密瓜上，找到能夠大量分泌青黴素的青黴菌。

哈密瓜，謝謝你～

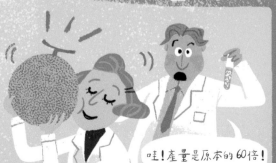

哇！產量是原本的60倍！

研究人員更進一步用紫外線照射青黴菌，

西元 1940 年底，一位警官修剪玫瑰花時，不小心割傷臉，受到鏈球菌及葡萄球菌感染，出現了嚴重的敗血症。

用青黴素治療吧！

唉，也只能試試看了！

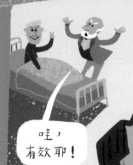

於是醫生開始用青黴素來治療。很快的，病人的病情明顯好轉了起來。

哇，有效耶！

太好了！

最後病人還是不幸過世，原因是青黴素的產量不足。

我們一定要想辦法提高青黴素的產量才行！

但是，青黴素的藥量不夠。為了補充足夠的青黴素，柴恩甚至從病人的尿裡蒐集剩下的青黴素來使用。

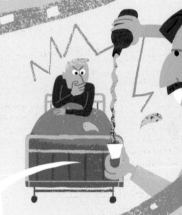

喝下吧，這是從你的尿提煉出來的喔！

使青黴菌突變出產量更高的品種。

產量變成一萬倍！

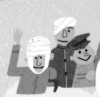

耶！成功了～

有抗生素太幸福了！

謝謝抗生素讓我們活下來！

成功量產的青黴素救了第二次世界大戰中無數軍人的生命。接下來，科學家更找到其他種抗生素、殺菌劑，人類歷史終於進入了有抗生素可以對抗細菌的時代。

瘧疾造就了世界各國版圖？
改變世界命運的傳染病

除了細菌之外，由別種病原體引起的傳染病，還是持續肆虐人類世界。其中一種可怕的疾病，就是「瘧疾」。瘧疾俗稱「打擺子」或「冷熱病」，因為得病的人會反覆的發冷、發熱、抽搐，最後出現劇烈的嘔吐、頭痛、昏迷和死亡。有人認為，瘧疾最早盛行於非洲，是由黑猩猩傳染給人類的。後來，瘧疾隨著貿易路線傳到歐洲、亞洲，再跟隨近代歐洲的殖民擴張，傳到美洲乃至於全世界。

人們發現瘧疾經常在沼澤或溼地附近流行，卻不知道究竟是什麼使人們發病。瘧疾奪走的人命，超過了所有死於戰爭與其他瘟疫的總人數；它擊垮意氣風發的君王，造成士兵大量死亡，也使戰爭提早結束甚至改變國家的命運。一直到 17 世紀，西班牙人才在他們殖民的南美洲發現，當地人早就知道如何以「奎那」治療瘧疾，而奎那就是「金雞納樹」的樹皮。

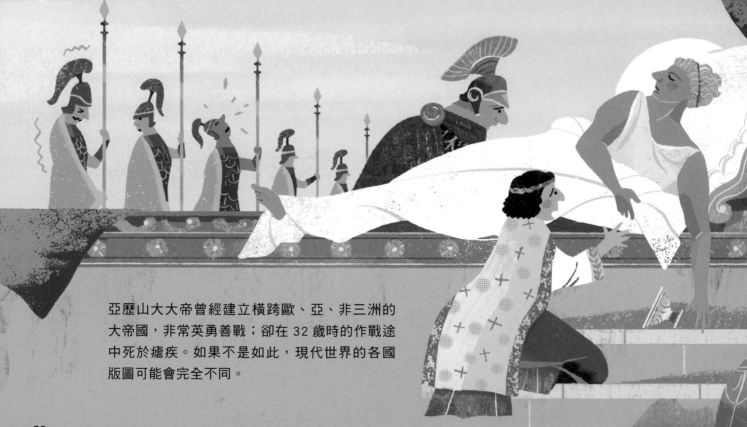

亞歷山大大帝曾經建立橫跨歐、亞、非三洲的大帝國，非常英勇善戰；卻在 32 歲時的作戰途中死於瘧疾。如果不是如此，現代世界的各國版圖可能會完全不同。

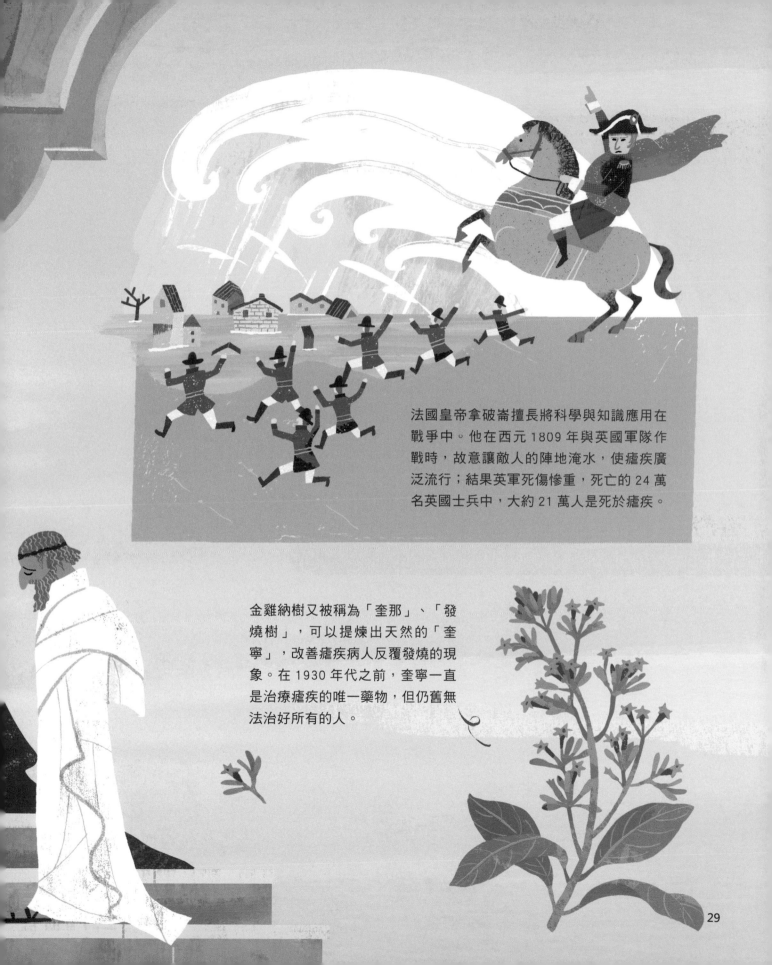

法國皇帝拿破崙擅長將科學與知識應用在戰爭中。他在西元 1809 年與英國軍隊作戰時，故意讓敵人的陣地淹水，使瘧疾廣泛流行；結果英軍死傷慘重，死亡的 24 萬名英國士兵中，大約 21 萬人是死於瘧疾。

金雞納樹又被稱為「奎那」、「發燒樹」，可以提煉出天然的「奎寧」，改善瘧疾病人反覆發燒的現象。在 1930 年代之前，奎寧一直是治療瘧疾的唯一藥物，但仍舊無法治好所有的人。

29

凶手原來是蚊子！

從瘧疾與象皮病建立昆蟲病媒概念

雖然人們早就知道如何治療瘧疾，卻在200年後的 19 世紀末期，才終於了解瘧疾的真正病因。

19 世紀，許多歐洲國家早已在非洲、亞洲及美洲的熱帶地區建立殖民地。當時的人們相信，許多特別容易發生在熱帶地區的疾病像是瘧疾、象皮病，都與「特殊環境與氣候變化」有關，人們只要到不同地方旅行，都很可能吸入當地的「瘴氣」而染上疾病。

其中，象皮病更是當時歐洲人前所未見的疾病。得病的人皮膚會疼痛、變厚，變得就像象皮一樣；手、腳或某些身體部位還會誇張的腫大，造成病人身體畸形或不良於行。

還好，在熱帶行醫的英國醫生萬巴德與羅斯發現，象皮病與瘧疾其實是由「寄生蟲」所引起。更重要的是，這些寄生蟲是由「蚊子」帶來；從此，人們才建立起「昆蟲會傳染疾病」的新觀念，並了解到只要消滅病媒蚊，就能預防疾病。

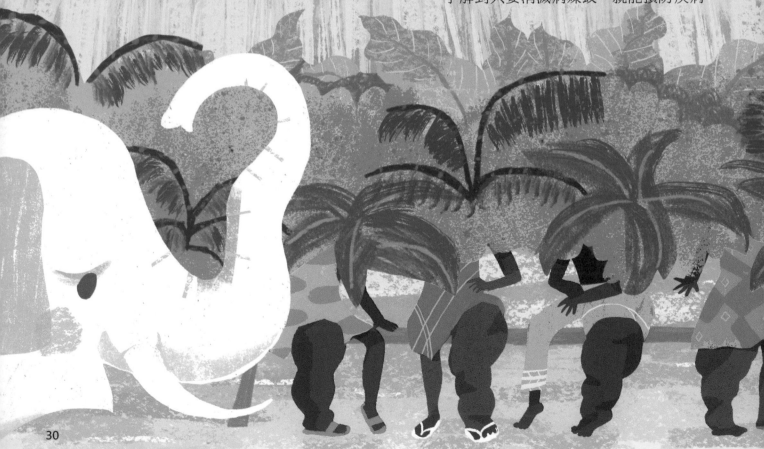

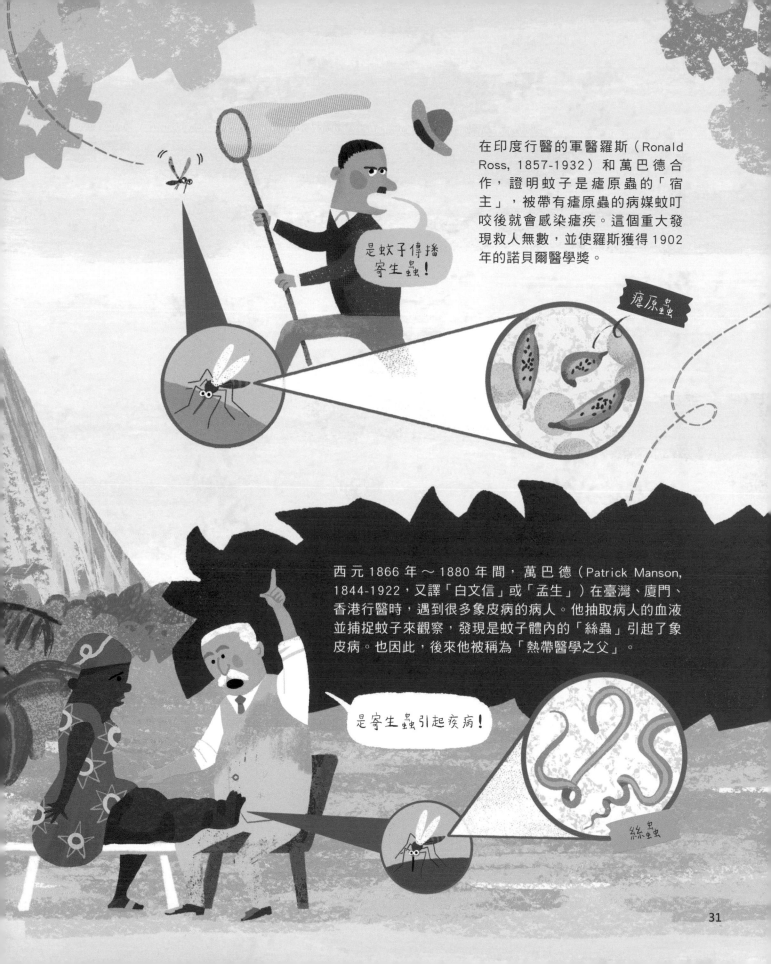

在印度行醫的軍醫羅斯（Ronald Ross, 1857-1932）和萬巴德合作，證明蚊子是瘧原蟲的「宿主」，被帶有瘧原蟲的病媒蚊叮咬後就會感染瘧疾。這個重大發現救人無數，並使羅斯獲得 1902 年的諾貝爾醫學獎。

是蚊子傳播寄生蟲！

瘧原蟲

西元 1866 年～1880 年間，萬巴德（Patrick Manson, 1844-1922，又譯「白文信」或「孟生」）在臺灣、廈門、香港行醫時，遇到很多象皮病的病人。他抽取病人的血液並捕捉蚊子來觀察，發現是蚊子體內的「絲蟲」引起了象皮病。也因此，後來他被稱為「熱帶醫學之父」。

是寄生蟲引起疾病！

絲蟲

爸爸媽媽的噩夢
20 世紀小兒麻痺橫行

在 19 世紀小兒麻痺第一次出現大流行時，人們對這種疾病感到非常陌生。但是根據證據顯示，小兒麻痺的歷史非常古老，在許多古代的藝術品中都可以發現；像是古埃及十八王朝的石板上，就刻著右腳萎縮、拄著拐杖的祭司；十九王朝西普塔法老王木乃伊的左腳，也顯示曾感染過小兒麻痺。

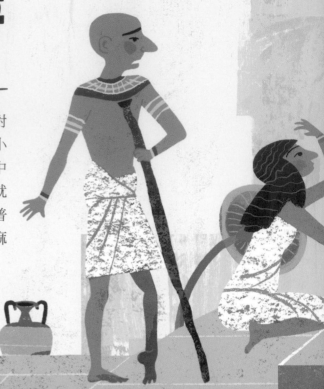

\人類終於發現病毒了！/

除了細菌，還有誰？

1670 年代時，荷蘭科學家雷文霍克（Antonie Philips van Leeuwenhoek, 1632-1723）在顯微鏡下發現了細菌。西元 1884 年，法國微生物學家尚柏朗（Charles Chamberland, 1851-1908）發明了一種具有細孔、可以阻止細菌通過的過濾器，可是卻沒有辦法阻止菸草汁液中會致病的物質通過，可見使菸草感染的「東西」比細菌還小，它究竟是什麼呢？尚柏朗稱它為「病毒」。1908 年，奧地利醫師蘭德施泰納（Karl Landsteiner, 1868-1943）確認——小兒麻痺是由小兒麻痺病毒所感染的。

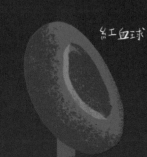

紅血球

PM2.5
（細懸浮微粒）

細菌

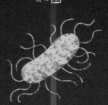

冠狀病毒
（coronavirus）

小兒麻痺
病毒

小兒麻痺又稱為「脊髓灰質炎」，原本在歷史上是一種偶爾才出現的傳染病。得病的人大部份是幼童，患者會發燒、頭痛、頸部僵硬、肌肉無力。嚴重的話，肌肉會開始萎縮、畸形，最後可能終生不良於行，甚至死亡。

沒有人知道為什麼小兒麻痺在 19 世紀末突然大流行，到了 20 世紀甚至成為最令人擔心的兒童疾病，每個爸媽都擔心自己的孩子染上小兒麻痺而留下一輩子的殘疾。

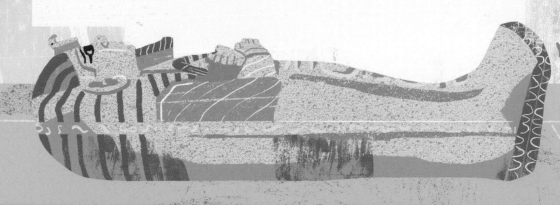

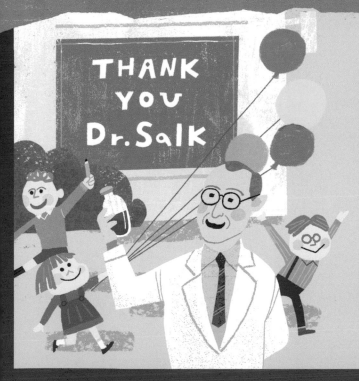

\沙克疫苗拯救無數兒童/

謝謝沙克醫生！

1950 年代，小兒麻痺病毒是美國父母心中最大的恐懼。西元 1952 年的大流行造成三千多人死亡，兩萬多人終身殘障，其中大部分都是年幼的孩子。約納斯・沙克（Jonas Edward Salk, 1914-1995）醫生為了研發預防小兒麻痺的疫苗，幾乎每天工作 16 個小時，長期不休息，花了 7 年的時間終於成功了！當成功的消息傳開，美國的父母們都歡欣鼓舞，對沙克醫生充滿感謝之心。沙克醫生研發的疫苗，讓感染小兒麻痺的幼童從一年數萬個，很快降到一年數十個。由於大量運用疫苗，小兒麻痺終於在 1979 年後於美國消失。

恐怖傳染病在臺灣銷聲匿跡

成功防治傳染病的關鍵

現代的臺灣是一個衛生、乾淨、很少發生嚴重傳染病的國家。但是回頭看看 200 年前，臺灣的公共衛生和醫藥條件還很落後，再加上氣候潮溼、炎熱，很適合傳染病的發展，所以不管是鼠疫、天花、霍亂、瘧疾等疾病，都曾在臺灣四處橫行。

當時，臺灣疫病威力有多厲害？看看一項日本人留下的歷史紀錄就能看出端倪：西元 1895 年日本派遣三萬七千多位士兵來到臺灣；經過半年的戰役後，因戰爭而死亡的日軍是 164 人，但因傳染病而死亡的數目，卻高達 4642 人！可見當時在臺灣，傳染病散播的能力有多強大！

不過，在往後的一百多年間，臺灣改善了公共衛生，並且採取許多醫療衛生措施，成功使傳染病逐年減少，甚至澈底消失。臺灣成功的關鍵是什麼？對於任何想要打敗傳染病的國家，這些都是必須採取的重要措施。

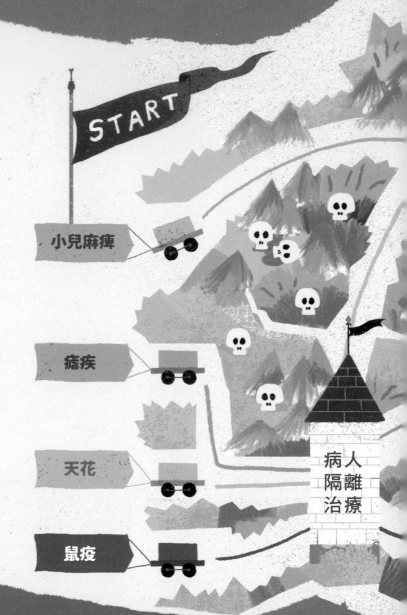

各傳染病防治的方式

小兒麻痺：疫苗接種普及、環境衛生改善
瘧疾：病人隔離治療、病媒有效管制、環境衛生改善
天花：病人隔離治療、疫苗接種普及
鼠疫：病人隔離治療、病媒有效控制、環境衛生改善、抗生素廣泛使用

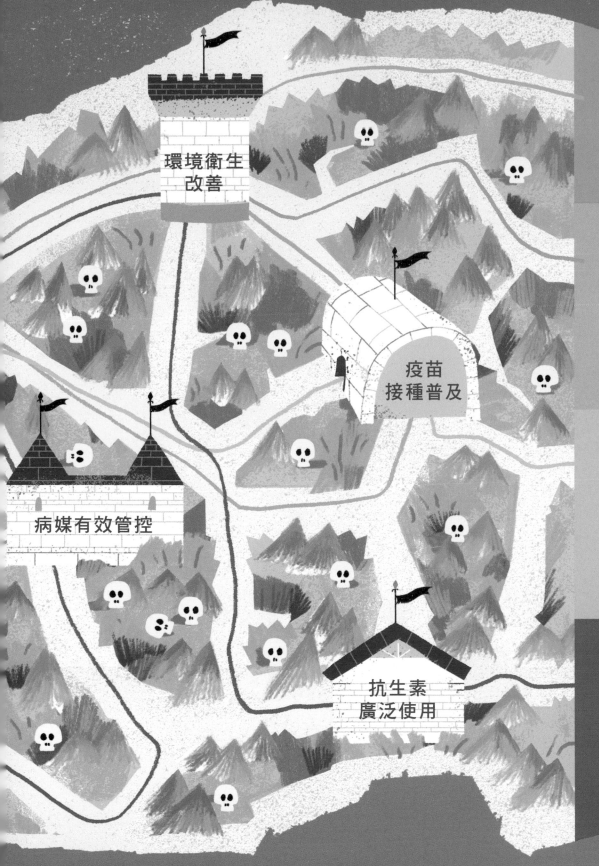

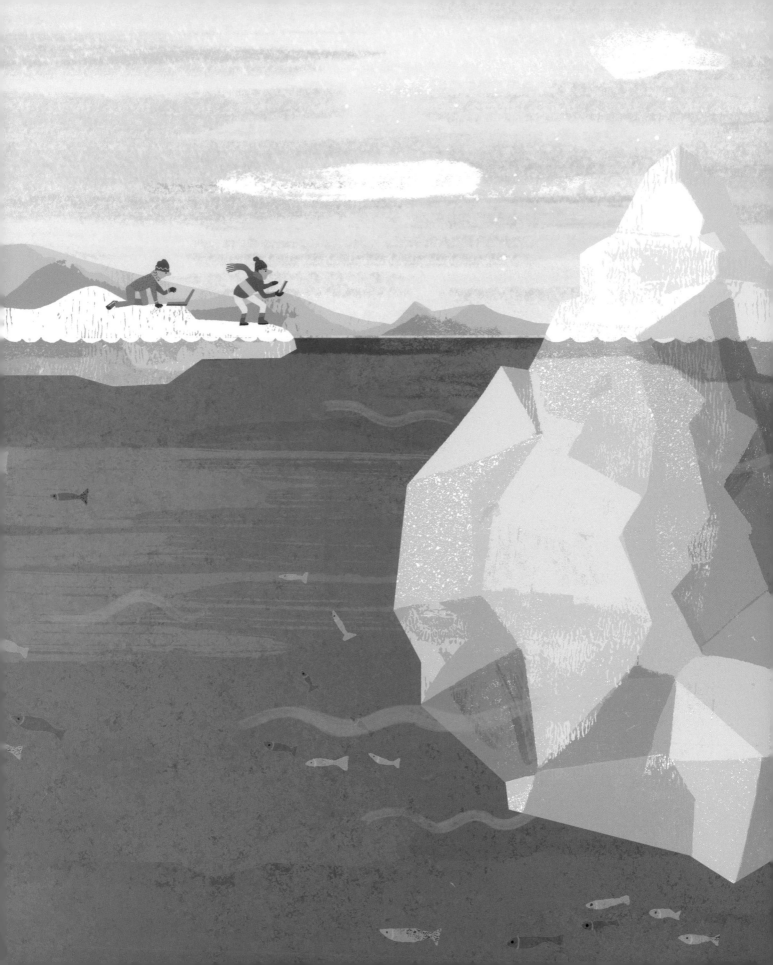

CHAPTER 2

傳染病
的基本觀念

經過多年的對抗與研究，人們對於瘟疫與傳染病，早已經
累積越來越多的知識。不管是個人如何保護自己，環境如
何保持衛生，社會如何防堵疫情，都是最基本的
保健觀念，身為現代人的你不可不知。

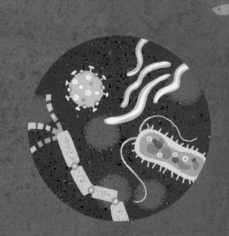

小心！病原體來作亂
什麼是「傳染病」？

傳染病是一種身體的疾病。但是它們是由特定的「病原體」，也就是引發疾病的病毒或微生物，從體外侵入我們的身體，並且在體內開始「作亂」之後，才引發的身體病變。

舉例來說，常見的心臟病、癌症不是傳染病，因為它們是人體本身功能不正常所引起的。但是流行性感冒或香港腳就是傳染病，因為它們分別是由流感病毒和黴菌，經由特定的方法進入人體後，才使得人們發病。

不同的病原體會從不同的管道進入人體，打擊不同的目標，像是呼吸道、消化道、泌尿生殖道、皮膚或是血液。它們偷偷吸走人體的養分、從人體搶奪各式各樣的材料，使自己不斷的成長、複製、繁殖，然後從一個人傳到第二個人，再傳給第三個、第四個、第五個……最後甚至造成大流行，引起人類世界的騷動、恐慌。

泌尿生殖道傳染病
病原體由尿道或女性的陰道進入，往往引起尿尿疼痛、排尿困難、陰道搔癢或其他更嚴重的問題。

呼吸道傳染病
病原體通常從口、鼻進入人體，引起鼻子、喉嚨、氣管或肺部的病變或發炎，出現噴嚏、咳嗽、喉嚨痛、呼吸困難的症狀。

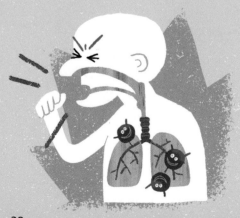

消化道傳染病
通常是因為吃下被病原體污染的水和食物而引起，常有噁心、嘔吐、腹瀉和腸胃發炎疼痛的症狀。

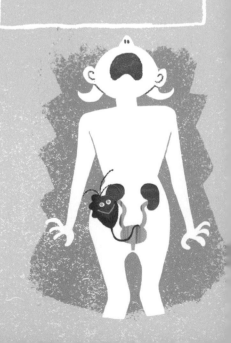

皮膚傳染病

通常是皮膚直接接觸病原體所造成，經常出現皮膚發疹、紅腫、搔癢、潰爛或其他病變。

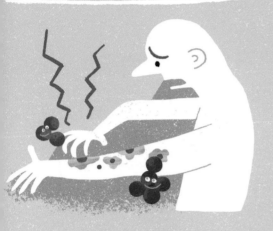

血液或體液傳染病

經常透過性行為、共用針頭或被病患用過的針或刀具扎傷而感染，病原體會在血液或體液中作怪，引起全身性的功能異常。

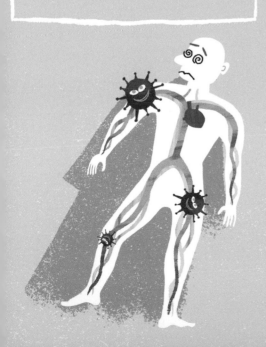

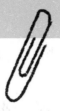

傳染病小詞典

病原體

引發感染的細小微生物。像是細菌、黴菌、病毒或寄生蟲等。

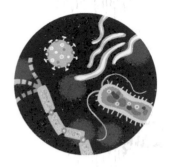

傳染源

傳染的來源。包括任何可以讓病原體居住、存活或繁殖的環境，例如被感染的人、動物、昆蟲或泥土等。人類接觸傳染源就可能染上病原體。

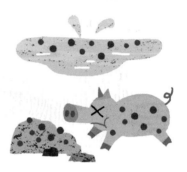

傳染途徑

病原體從一個人傳給下一個人的方式。有些傳染病的傳染途徑不只一種，像是腸病毒就能透過病人的飛沫傳染、吃下被病人口水污染的食物，或接觸病人皮膚水泡的液體而感染。

我飛！

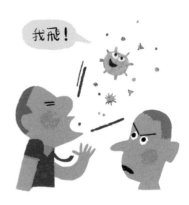

宿主

受到感染的人或動物。例如曾在 2002 ～ 2003 年在全球流行的 SARS（嚴重急性呼吸道症候群），就是由蝙蝠傳給果子狸，再傳給人類；所以人類、果子狸、蝙蝠都是 SARS 病毒的宿主。

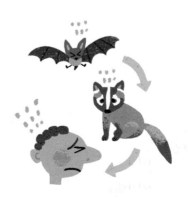

生活中最常見的病原體
細菌、病毒比一比

細菌和病毒，是我們在日常生活中經常聽到的病原體。但事實上，細菌和病毒有很多差異，所以消滅它們的方式也不一樣。

細菌是單細胞的微生物，肉眼無法看見，要用顯微鏡才得以觀察。按照外形，細菌可分成多種不同的種類，像是球菌、弧菌、桿菌、螺旋體、鏈球菌等。

而病毒跟細菌最大的不同是——病毒只是一種沒有生命的顆粒。病毒比細菌更加微小，是由蛋白質包圍著核酸分子

（DNA 或 RNA）所構成；自己無法表現生命現象，只有進入生物體內的時候，才能利用宿主細胞內的物質繁殖。

對人類來說，多數的病毒都是「壞蛋」，像是腸病毒、感冒病毒、輪狀病毒、諾羅病毒等，都會導致人類生病。但是細菌則是好壞參半，除了致病的細菌之外，人體的口、鼻、腸道和皮膚上，都有許多好菌與人體和平共存，甚至對人體的健康很有益處。

	細菌	病毒
大小	比病毒大好幾倍 （見 p.32 下方的比較圖）	非常微小 （見 p.32 下方的比較圖）
是否為生物	是。可以在生物體外自行生長與繁殖。	否。介於生物與非生物之間。在生物體外無法繁殖。
對抗藥物	抗生素	抗病毒藥物
對人體的影響	好壞都有	幾乎都是壞的

我們都是細菌！

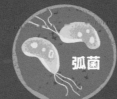

螺旋桿菌

弧菌

桿菌

葡萄球菌

球菌

螺旋體

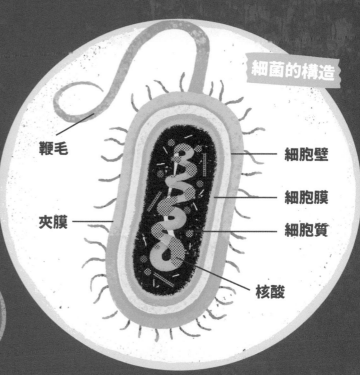

細菌的構造

鞭毛

夾膜

細胞壁

細胞膜

細胞質

核酸

我們都是病毒！

病毒的構造

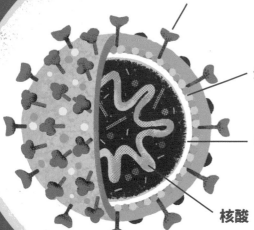

棘蛋白

蛋白質

套膜

核酸

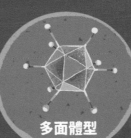

多面體型

螺旋形

包膜型

複合型

病原體溜進體內了！
寄生蟲潛入記

除了細菌和病毒，許多傳染病是「寄生蟲」帶來的。這些寄生家族進入人體以後，就把人體當成自己的家，不但有安全、溫暖的地方可住，還有現成的食物和營養可吃。牠們竊取宿主的養分，大剌剌的生長、繁殖，完全不顧宿主的死活，弄得宿主日漸虛弱、消瘦，然而牠們的勢力卻越來越龐大。在電視節目或網路影片中，偶爾能看見有些孩子來自醫療條件不佳的國家，他們骨瘦如柴，肚子卻大大的，那就是感染了寄生蟲，寄生蟲群聚在肚子中。

許多寄生蟲都喜歡定居在人體的腸道中，因為腸道是寄生蟲容易進出，也最容易獲取養分的地方，像是蛔蟲、鉤蟲、鞭蟲、蟯蟲、條蟲、阿米巴原蟲等。牠們大部分是從嘴巴偷偷溜進人體，也有些寄生蟲是透過其他管道，例如引發瘧疾的瘧原蟲，是透過蚊子叮咬；造成昏睡病的布氏錐蟲，則是由采采蠅叮咬傳播。

大部分寄生蟲感染，是食用沒有澈底煮熟的食物或生水。因為寄生蟲可能存在生肉、蔬果或沒有消毒過的水中，所以在食用前，只要澈底煮熟、煮沸，就能殺死可能致病的寄生蟲。

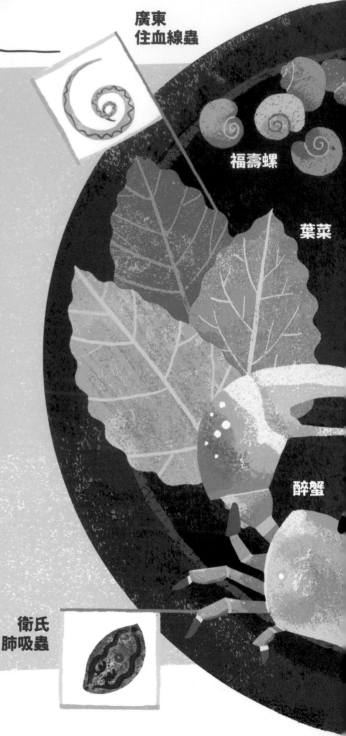

廣東住血線蟲

福壽螺

葉菜

醉蟹

衛氏肺吸蟲

豬帶條蟲

豬肉

**旋毛型
線蟲**

**中華
肝吸蟲**

鮭魚片

水芹

**牛羊
肝吸蟲**

寄生蟲的傳染途徑

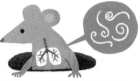

1 寄生在老鼠的動脈中並於肺臟產卵,卵在老鼠體內孵化成幼蟲。

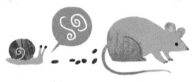

2 幼蟲跟著老鼠糞便排出,小動物如蝸牛不小心吃到老鼠大便而被感染。

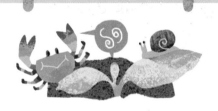

3 蝸牛在菜園爬行,黏液沾染在蔬菜上。蝦蟹則因捕食蝸牛而成為帶蟲者。

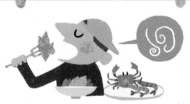

4 人們若食用沒洗乾淨的蔬菜,或是半生不熟的蝸牛、蝦蟹,就會受感染。

43

病原體對人體的攻防戰
疾病發生的過程

當一小簇病原體成功攻進人體後，人體並不會立刻開始生病，因為人體的免疫系統會派出抗體或其他免疫細胞，就像兩軍對戰一樣，和侵入的病原體決一死戰。不只如此，病原體來到一個陌生的環境，要如何適應人體呢？能不能順利繁殖、壯大勢力？這場戰爭的勝敗，要看兩軍的實力——也就是病原體本身的「致病能力」和宿主的「防禦能力」而定。當宿主的防禦力勝過病原體的致病力時，宿主就能保持健康或痊癒；但是相反的，如果宿主的防禦力比病原體的致病力還要弱，疾病就會在宿主身上發生或加重。

\ 以細菌為例 /

病原體怎麼入侵人體？

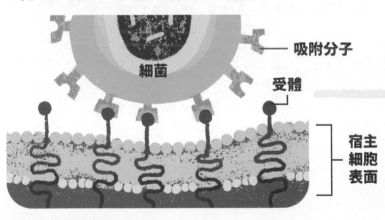

細菌

吸附分子

受體

宿主細胞表面

1 病原體附著

病原體可以從口、鼻或皮膚傷口進入人體。但是進入人體的病原體不一定都能引起疾病，除非它具有能夠附著在感染目標的能力。通常，病原體的表面會有特殊的微小構造，形狀恰好和特定的攻擊目標吻合，這樣能使病原體順利找到目標，並且附著在目標的部位上。

2 穿透宿主

有些病原體成功的附著之後，會立刻展開繁殖與生長。有些則會製造一些破壞物質，例如分解酵素，破壞宿主的細胞或組織，好讓自己能穿透到宿主的組織內部。

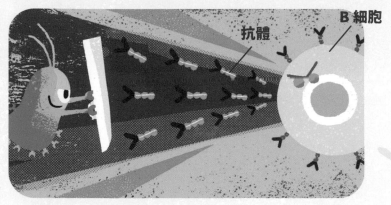

4 **侵入與繁殖**

病原體大軍一面抵抗人類的反擊之際，如果還能同時不斷的生長和繁殖，就能成功的進駐到感染部位，進行更嚴重的破壞。

3 **避開人體的防禦攻擊**

當人體發現病原體入侵，會開始進行反擊；像是派出 B 細胞或是製造抗體。但是不同的病原體也會有不同的反抗策略，像是故意製造凝血，把自己藏在血塊中；或是產生細微的變異，讓人類的抗體無法辨認。到這個階段，被感染的人體還沒有出現不舒服的症狀，屬於疾病的「潛伏期」。

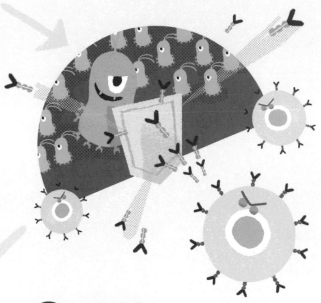

6 **發生疾病**

當人類的防禦大軍來不及阻止病原體的攻擊，使病原體對人體的組織器官造成損害時，人體就會出現疾病的症狀，開始進入發病期。

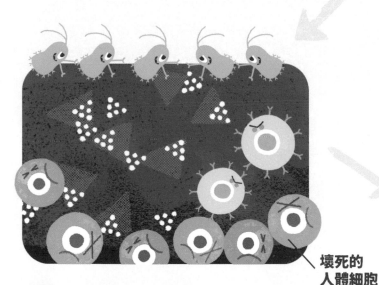

壞死的
人體細胞

5 **製造毒素與破壞**

有些病原體繁殖時，會搶奪人體細胞的養分，使人體細胞壞死。有些則會分泌毒素，對人體造成發炎或更嚴重的傷害。

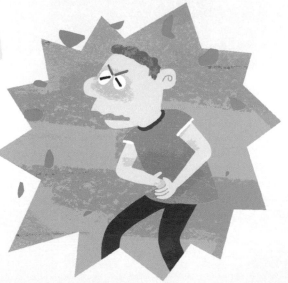

流行大不同！
不同的季節有不同的傳染病

每一種病原體喜歡的環境和溫度不一樣，所以在不同的季節，經常會流行不一樣的傳染病。

春天是很容易得到傳染病的季節。因為春天的特色是氣溫變化無常，讓人很容易生病；再加上春季的空氣比較乾燥，人體容易缺水，呼吸道缺乏滋潤，呼吸道傳染病很容易發作。

！ 好發傳染病

諾羅病毒、腸病毒、流感病毒、腺病毒

在冬天低溫的天氣裡，病毒可以存活的時間更長，傳播速度也更快。人們喜歡躲在室內取暖，密不通風的環境更幫助病原體透過空氣或飛沫傳染。

！ 好發傳染病

諾羅病毒、流感病毒、腺病毒、輪狀病毒

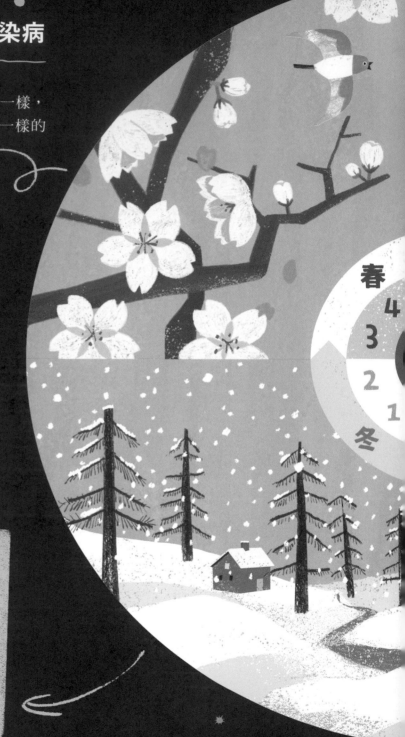

春
4
3
2
1
冬

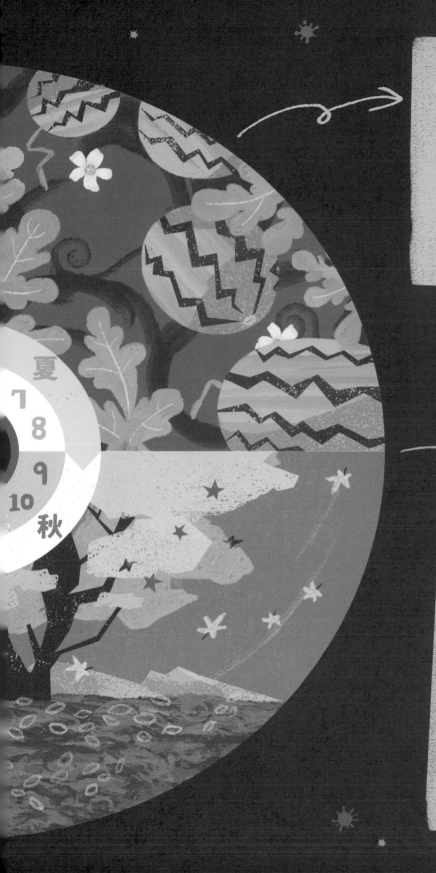

夏

7

8

9

10

秋

夏天潮溼又炎熱，是許多蚊蟲繁殖的季節，也是蟲媒傳染病最容易發生的季節。悶熱的夏天食物也特別容易腐敗，滋生細菌、黴菌，要小心別吃壞肚子，染上腸胃型的傳染病。

！好發傳染病

日本腦炎、腸病毒、登革熱

秋天到，氣溫開始變涼，人體的體溫跟著降低，免疫力也會跟著減弱，讓流行性感冒準時來報到。

！好發傳染病

日本腦炎、腸病毒、登革熱、諾羅病毒、流感病毒

不是每個人都會發病
從無症狀到死亡的疾病金字塔

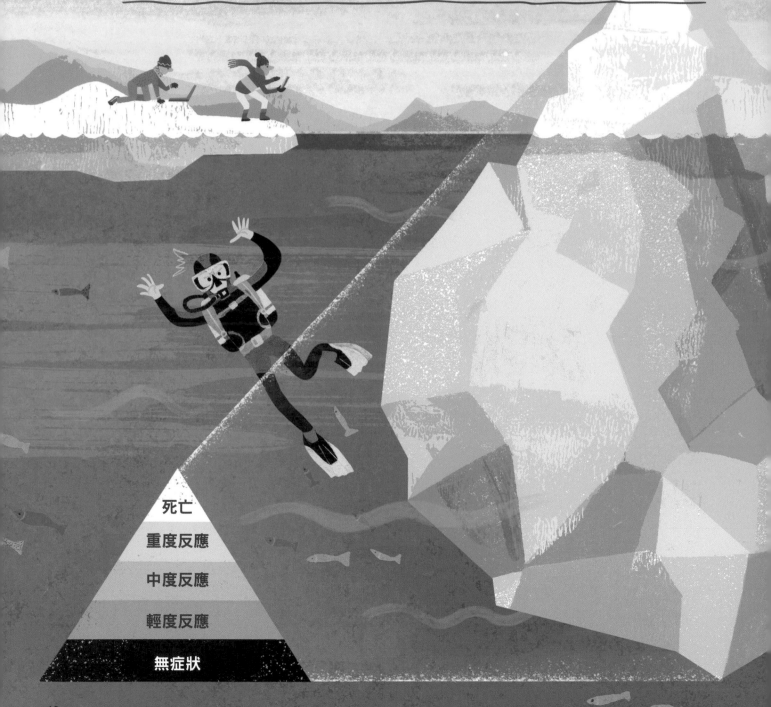

死亡

重度反應

中度反應

輕度反應

無症狀

不同的病原體，對人體造成的傷害也有輕重之別。有些病原體的感染往往很不明顯，也就是不會出現任何症狀；有些則毒性很強，一旦染上，經常出現嚴重症狀甚至死亡。

所以按照病原體的致病力，可以將傳染病分為三大類。第一類，大部分的感染者都不會出現症狀，只有極少數人會很嚴重或死亡，像是小兒麻痺、結核病或 A 型肝炎。第二類則是大部分的感染者都有明顯症狀，但是主要呈現中度反應，無症狀或嚴重、死亡的情況很少，像是麻疹、水痘。第三類傳染病則非常恐怖，嚴重反應和死亡的案例居多，譬如得了狂犬病的人，一旦發病後，致死率幾乎達 100％！

人們要根據各類型的傳染病，擬定不同的作戰方式。像是第一類的傳染病看起來好像不嚴重，但事實上如果掉以輕心，沒有隔離輕症和無症狀者，他們就會到處傳播疾病，引發一場大流行！

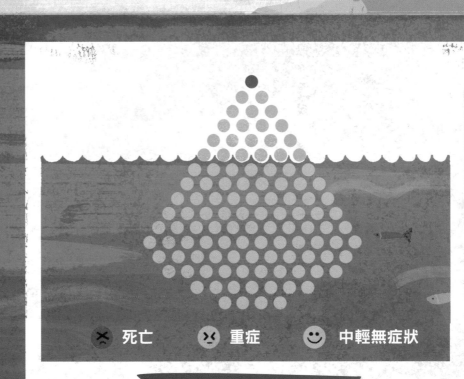

死亡　　重症　　中輕無症狀

傳染病的「冰山」現象

許多傳染病就像「冰山」一樣，無症狀或沒有被發現的病例最多，就像冰山龐大的基部隱藏在海裡一樣，不容易被人發現。例如新冠肺炎（COVID-19）的重症病例約占 10 ～ 15%，死亡只佔 1 ～ 3%，而有超過 30% 的人是無症狀患者，卻很容易被人們忽略。

保持距離以策安全
傳染途徑 I. 接觸傳染

由於我們的生活四周充滿了病原體，想要知道如何避免傳染，就得清楚病原體感染人類的「傳染途徑」。

最常見的傳染途徑就是「接觸傳染」，其中又細分成「直接接觸傳染」、「間接接觸傳染」與「飛沫接觸傳染」三種方式。其中「直接接觸傳染」是指與染上傳染病的人親嘴、撫摸、擁抱，還有直接觸摸土壤或植物上的細菌、黴菌或寄生蟲等而受感染。

而「飛沫接觸傳染」，是透過「飛沫」來傳染。尤其是呼吸道傳染病的患者，在咳嗽、說話或打噴嚏時，會噴出小滴的口水或鼻涕，也就是「飛沫」。這些飛沫含有病原體，而且可以飛行將近一公尺，直接噴向另一個人，對方就有可能會受到傳染。

要避免接觸傳染，就要勤洗手、戴口罩，並與染病的人或動物保持一公尺以上的距離。已經感染傳染病的人更應該戴口罩，可以避免自己噴出的飛沫把疾病傳染給別人。

接觸傳染的各種方式

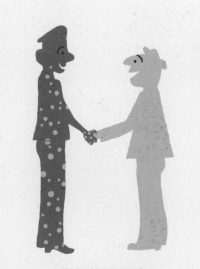

直接接觸傳染

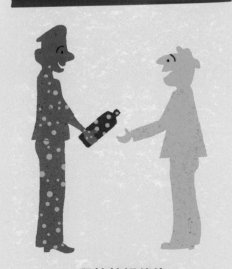

間接接觸傳染

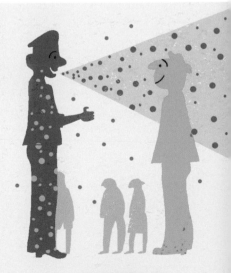

飛沫接觸傳染

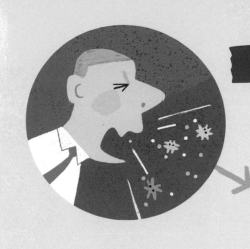
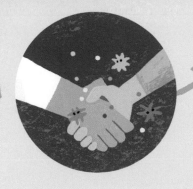
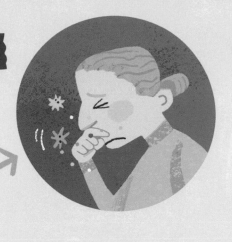

流感常以飛沫傳染

每年冬天的流行性感冒，最容易透過「飛沫」傳染。因為每咳嗽一次，就能咳出兩萬個病毒，影響周遭一公尺的範圍。不只如此，病人噴出來的病毒，在寒冷、乾燥的環境中，還可以存活好幾個小時，若有其他人直接觸摸、沾染到病毒，就會發生「接觸」感染。所以感染流行性感冒的人最好在家休息，暫停到學校上課，以免把流感傳染給別人。

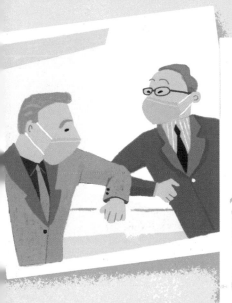
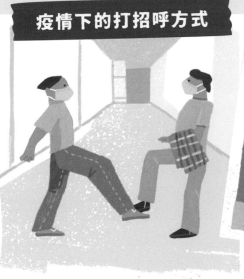

疫情下的打招呼方式

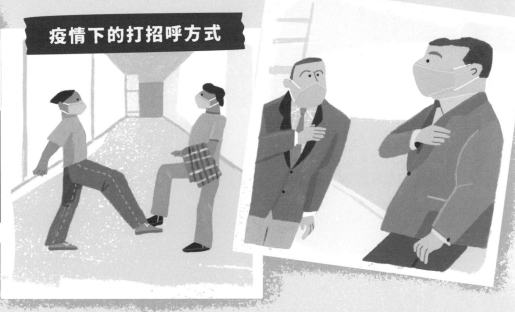

人們見面時，經常以互相握手或是親吻臉頰來打招呼。但是 2020 年新冠肺炎大流行的期間，為了避免近距離的接觸傳染，各國的人們紛紛發明新的方法來表示禮貌，像是互碰腳、互碰手肘，或是把右手放在心口上來表示開心與歡迎。

從空氣吸入的致病危機
傳染途徑 II. 空氣傳染

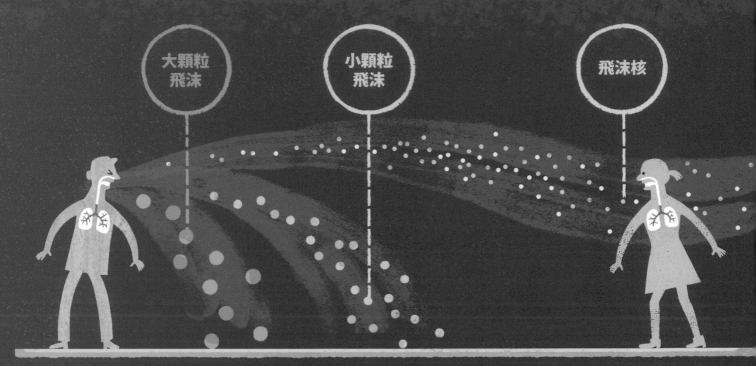

| 大顆粒飛沫 | 小顆粒飛沫 | 飛沫核 |

| 傳播距離 | ● 30 公分到 1 公尺 | ● 1 到 1 公尺半 | ● 1 公尺半到 48 公尺以上 |

另外一種常見的傳染途徑，稱為「空氣傳染」；傳染的凶手就是空氣中看不見的「灰塵」或「飛沫核」。灰塵是空氣中非常細小的固體顆粒，飛沫核則是病人噴出的飛沫水分乾掉以後形成的微粒。灰塵和飛沫核的重量都很輕，如果帶著細菌、病毒等病原體，很容易就飄浮在空氣中，隨著氣流四處傳播，把病原體送到其他人的皮膚、口、鼻或傷口上，使他們無辜染上疾病。

舉個例子來說，開放性肺結核的病人會不停咳嗽，噴出「飛沫」；原本飛沫不夠輕，噴出一公尺左右就會掉落，無法傳到遠方。但是，一旦掉落的飛沫乾掉變成細小的「飛沫核」以後，空氣就能載著輕飄飄的飛沫核飄到遠方，傳染給更多的受害者。所以，想要降低空氣傳染的機會，應該要儘量少去擁擠的地方，並注意過濾空氣、保持環境通風、減少飛塵。

從「飛沫」變成「飛沫核」

剛從病人口、鼻噴出來的飛沫，直徑通常大於 5 微米（大約是頭髮直徑的 $\frac{1}{14}$），最遠只能噴到 1 公尺左右。

但是當飛沫中的水分蒸發，顆粒就會慢慢縮小，能噴到更遠的地方。當飛沫縮小到 2.5 微米以下時，就有能力在空中飄浮好幾個小時。而除了咳嗽、打噴嚏之外，馬桶濺出的水滴、病原體檢查實驗或宰殺動物的過程，也可能在空氣中產生飛沫核。

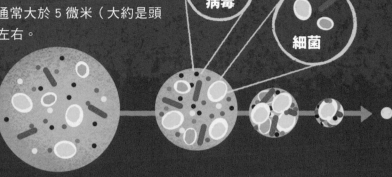

病毒

細菌

大顆粒飛沫　水分蒸發　小顆粒飛沫　水分蒸發　飛沫核

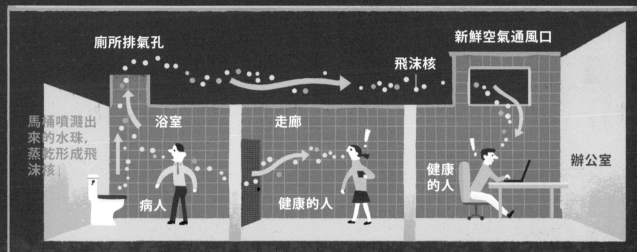

廁所排氣孔　　　　　　　　　　　新鮮空氣通風口

飛沫核

馬桶噴濺出來的水珠，蒸乾形成飛沫核

浴室　　　走廊　　　　　　　　　辦公室

病人　　健康的人　　健康的人

飛沫核藉著空氣流動四處傳播，所以就算和病人待在不同的空間裡，也有被感染的危險。2003 年 SARS 大流行之時，在香港的淘大花園住宅大樓中，病毒甚至隨著大樓的排糞氣管傳播到整棟大樓，造成同棟樓三百多人感染。因此房屋的工程設計必須講究如何維持環境衛生，也要有足夠的通風設備。

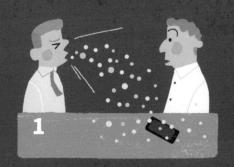

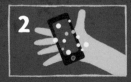

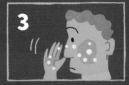

有些飛沫核裡的病原體無法自行繁殖，落在物品上只能暫時存活，像是新冠肺炎病毒掉落在塑膠上能存活 3 天，流感病毒則是半天到 1 天。後續人們的手觸碰到這些物品，再去接觸自己的口、鼻、眼睛等部位，就可能會被病原體感染。

水和食物也會帶來傳染病

傳染途徑 III. 水傳染

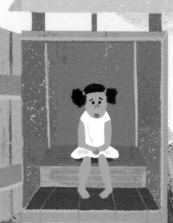

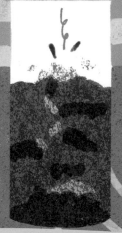

糞水汙染下水道

1 糞坑或化糞池裡的糞水，漏進周遭砂土的孔隙。

2 下雨時，雨水將孔隙裡的糞水沖進地下水。糞水裡的病原體污染了整個地下水源。

3 人們挖井，汲取地下水來使用，或是沒有煮沸就直接飲用。

汽車廢氣排入清潔的空氣叫做「污染」，病原體混進乾淨的食物、水源，或沾在日常用品表面，也叫做「污染」。被病原體污染的水、食物或其他物品，可以充當「媒介物」，把疾病傳染給無數的受害者，危害非常嚴重。尤其是水，在一些衛生條件不佳的國家，因為腹瀉而死亡的案例，有超過 90% 是由污染的水所傳染的。這些引起腹瀉的病原體，通常來自人或動物的糞便。當人或動物排便時，糞便被沖進附近的地表、河流，或是從糞坑、化糞池流洩到地下水或井水，病原體就能大範圍的污染整個水區或田野，也可能透過蒼蠅或人的手、腳四處沾染，讓疾病傳播得更遠、更澈底。目前全球每年約有 500 萬人死於水傳染的疾病，其中大部分是 5 歲以下的兒童。

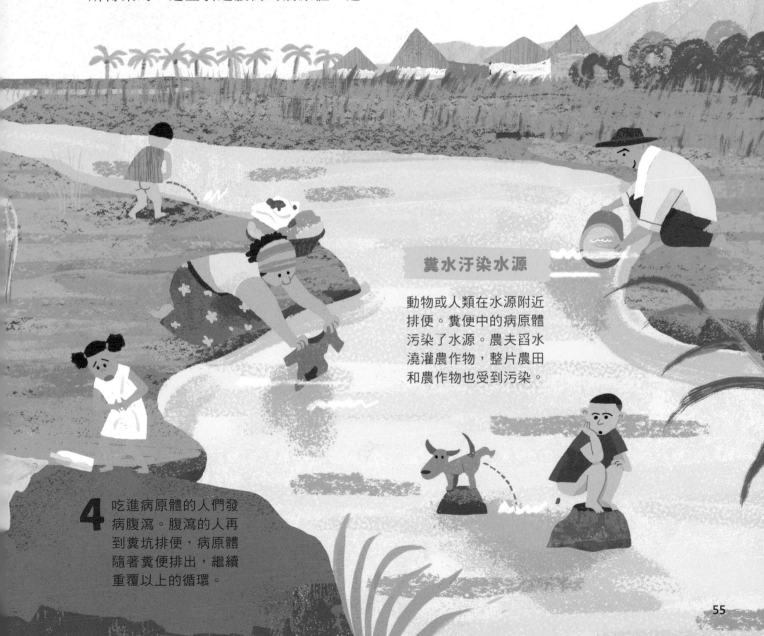

糞水汙染水源

動物或人類在水源附近排便。糞便中的病原體污染了水源。農夫舀水澆灌農作物，整片農田和農作物也受到污染。

4 吃進病原體的人們發病腹瀉。腹瀉的人再到糞坑排便，病原體隨著糞便排出，繼續重覆以上的循環。

如何解決水傳染？
英國倫敦的「大惡臭」與霍亂

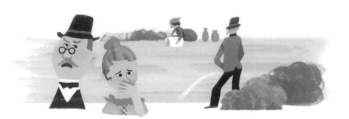

1 19世紀前，倫敦市民使用的水，大多取自泰晤士河。還有很多倫敦人隨地大便、尿尿，弄得倫敦市區臭氣沖天。

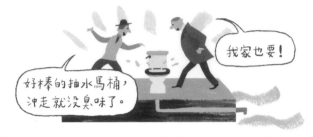

2 後來，抽水馬桶開始盛行。當地政府允許倫敦居民，把家中的污水沖進抽水馬桶，汙水會直接排入泰晤士河。

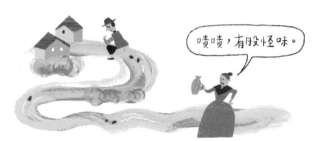

3 倫敦人把自己的大便、尿尿排入泰晤士河，但又把泰晤士河的水拿來喝，或拿泰晤士河的水洗澡、刷地或清洗髒衣服。

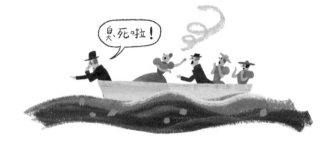

4 結果到了1858年的夏天，泰晤士河爆發了恐怖的惡臭。濃烈的臭味瀰漫整個倫敦，許多工作都被迫暫停，歷史上稱為「大惡臭」（Great Stink）。

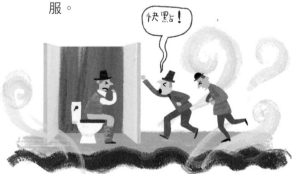

5 而在大惡臭之前，霍亂早就流行了好幾年，許多人腹瀉、死亡。當時有些專家認為，是河水的臭氣（當時的人稱「瘴氣」）使人生病。而醫生史諾（見21頁）進行詳細調查後，判定應是飲用汙染的水才引起霍亂。

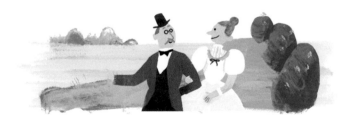

6 後來，當地政府為了阻止大惡臭，緊急修建污水處理系統，並將廢水先處理乾淨再排入河水，沒想到多年的霍亂疫情就慢慢消失。這證明了霍亂是由水傳染，而且衛生下水道及污水處理系統能有效防止水傳染的疾病。

不讓水成為萬病之源
廁所、下水道、自來水都很重要

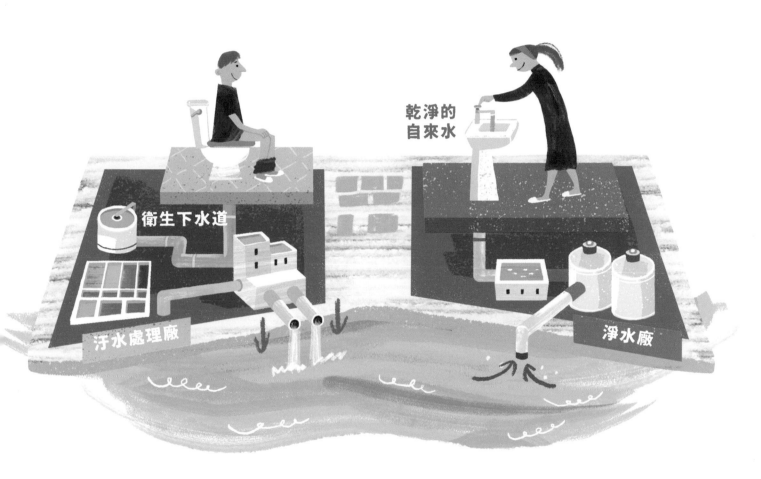

乾淨的
自來水

衛生下水道

汙水處理廠

淨水廠

經過歷史的慘痛教訓之後，現代人已經知道衛生的廁所、下水道和乾淨的自來水有多麼重要。現代化的廁所直接流進衛生下水道，目的是讓糞水不會流洩到地下水或田野裡去。衛生下水道會先把糞水或其他污水引導到污水處理廠，除去水中的污染物和病原體後，才能排進河流裡面，以免河水被病原體污染。而人類取自河流的飲用水，也必須先經過淨水廠，經過沈澱、淨化以後，才用乾淨的管線送進水龍頭，使我們有乾淨的自來水可用。

生活在現代的我們，很容易以為乾淨的廁所和自來水是理所當然的事。但事實上，如果重新回到過去沒有廁所、自來水、衛生下水道的時代，傳染病將會經常發生，嬰幼兒感染細菌、寄生蟲等傳染病的機會和死亡率也會大大的提高。

蟲蟲危機
傳染途徑 IV. 蟲媒傳染

「蟲媒傳染」是指透過昆蟲或其他節肢動物傳播的疾病，像是引起傷寒、痢疾的蒼蠅、蟑螂，引起瘧疾、登革熱的蚊子，傳染斑疹傷寒的蝨、蚤，以及引發恙蟲病的恙蟲等，都是常見會引發傳染病的蟲媒。

蟲媒傳染傳播疾病的方式有兩種，一種只是利用昆蟲的身體表面攜帶病原體，稱為「機械性傳染」；另外一種則是病原體進入蟲媒體內繁殖再向外傳播，叫做「生物性傳染」。但不管是哪一種傳染方式，想要預防被蟲蟲傳染疾病，最重要的就是盡量避免被蚊蟲叮咬。

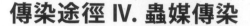

機械性的蟲媒傳染

1. 蒼蠅喜歡停留在糞便或垃圾上，身上的細毛經常沾染到許多病原體。
2. 蒼蠅繼續飛到食物上，身上的病原體轉移到食物。
3. 人們吃進食物，就受到病原體感染了。

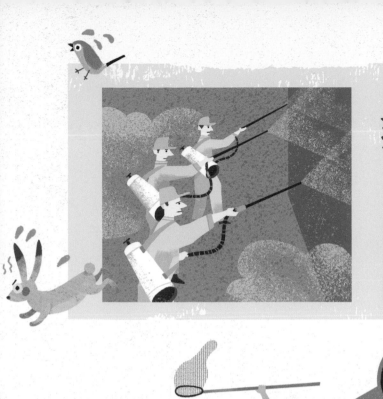

撲滅病媒，也不能傷害環境

為了撲滅瘧蚊，台灣早年曾經下錯猛藥！在環境中大量噴灑「雙對氯苯基三氯乙烷」（簡稱 DDT）。但是後來發現，DDT 會在動物體內和環境裡不斷累積，對其他動物造成毒性，破壞生態平衡。所以，現在世界上的大多數地區已經停用 DDT，改用其他方式控制瘧蚊。

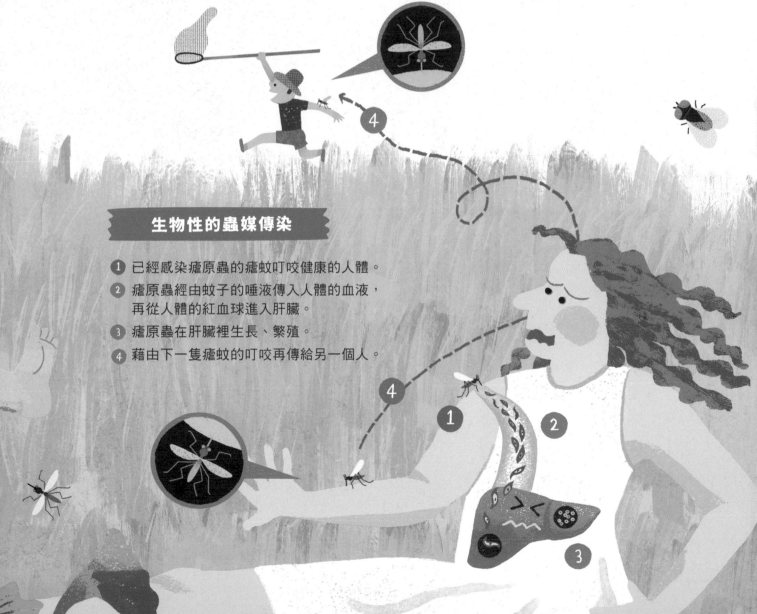

生物性的蟲媒傳染

1. 已經感染瘧原蟲的瘧蚊叮咬健康的人體。
2. 瘧原蟲經由蚊子的唾液傳入人體的血液，再從人體的紅血球進入肝臟。
3. 瘧原蟲在肝臟裡生長、繁殖。
4. 藉由下一隻瘧蚊的叮咬再傳給另一個人。

不只人傳人，動物也會傳給人
人畜共通傳染病

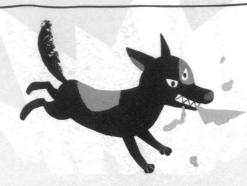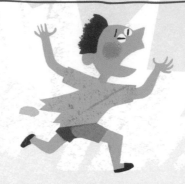

通常，親緣關係比較遙遠的動物，不會互相傳染疾病，例如魚和人，魚的傳染病通常不會傳染給人。但是，親緣關係較接近的動物，就有可能傳染共通的疾病，像是豬和人同屬哺乳類，豬的流感就會傳染給人，這一類的傳染病就叫做「人畜共通傳染病」。

自古以來，動物會傳染給人的疾病就不少，常見的像是從狗傳染給人的「狂犬病」、從牛羊而來的「炭疽病」，或由豬、馬、家禽而來的「日本腦炎」。但隨著人類生活與活動方式的改變，像是大量的畜養家禽、家畜，或是常常入侵野生動物的棲息環境，使得近幾年來人畜共通傳染病有越來越多的趨勢。很多造成大流行的傳染病，像是 SARS、H5N1 禽流感、A 型 H1N1 新型流感和COVID-19，都是二十一世紀後才冒出來的新興人畜共通傳染病。

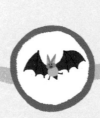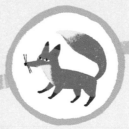

我們都是狂犬病受害者

親緣關係相近的動物，不但身體構造比較類似，目標細胞外的化學物質也比較相近，所以容易被同一種病原體入侵，而得到共通的傳染病。例如狂犬病是一種由病毒引起的急性腦膜炎，被感染後一旦發病，致死率幾乎 100%。但是會傳染狂犬病的不只是狗，許多哺乳動物像是浣熊、果子貍、蝙蝠、狐狸、貓，也都可能傳染。所以如果不小心被這些動物咬傷或抓傷，應該緊急到醫院施打狂犬病疫苗。家裡的寵物貓、狗也應該每年接種狂犬病的疫苗。

A型流感也是人畜共通傳染病

在常見的流行性感冒中，B型流感只能人傳人，而A型流感卻是人畜共通傳染病。

有時候A型流感確實比B型流感容易傳染，因為除了人類之外，還可以傳染給家禽或鳥類等動物，所以病毒很容易因為在不同的動物之間傳來傳去，並出現基因突變、重組而形成不同的新型病毒株。

下圖標明的病種，皆為A型流感突變而成的新型病毒株，並在不同的動物之間傳來傳去。

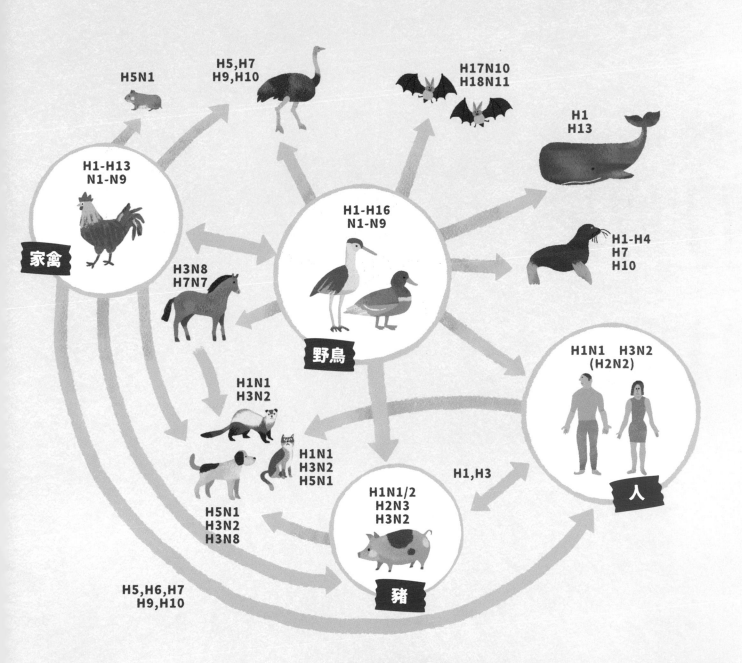

為什麼又是蝙蝠？
病毒在不同的物種間「跳躍」演化

病毒雖然不是生物，卻像生物一樣會不斷演化。近幾年，在人類世界出現的幾種新型病毒傳染病，像是 SARS、MERS、和 COVID-19 新型冠狀病毒，都是由蝙蝠身上的病毒突變而來。這是因為蝙蝠是一種非常古老的動物，早已演化出和多種病毒和平共處的能力。

牠們身上經常同時「儲存」許多種類的病毒，一旦身上的病毒發生「基因突變」，獲得可以進入人體的能力，就會在人類接近牠們的時候，把新病毒傳給人類。

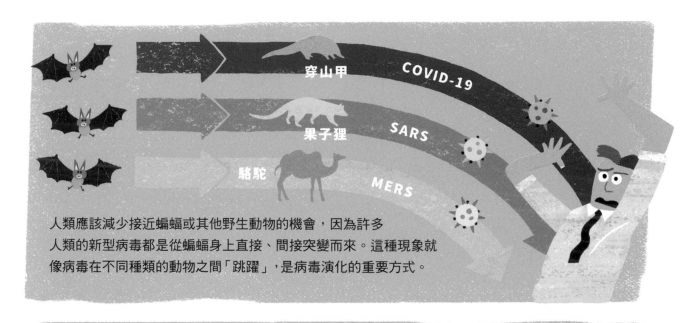

人類應該減少接近蝙蝠或其他野生動物的機會，因為許多人類的新型病毒都是從蝙蝠身上直接、間接突變而來。這種現象就像病毒在不同種類的動物之間「跳躍」，是病毒演化的重要方式。

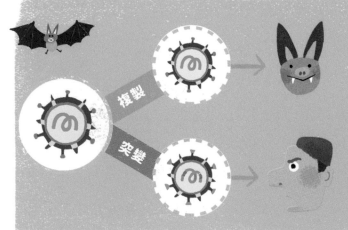

病毒表面的蛋白質具有特殊的構造和形狀，就像一把特別的鑰匙，可以「打開」動物的細胞並成功侵入、感染特定的動物。但是有時候，病毒在複製的過程，不小心產生基因突變，製造出不同形狀的「鑰匙」；如果這種新的「鑰匙」剛好能「打開」人體細胞，就能傳染給人類，成為新的人畜共通傳染病。

21 世紀的防疫挑戰

世界各地不斷出現新的傳染病

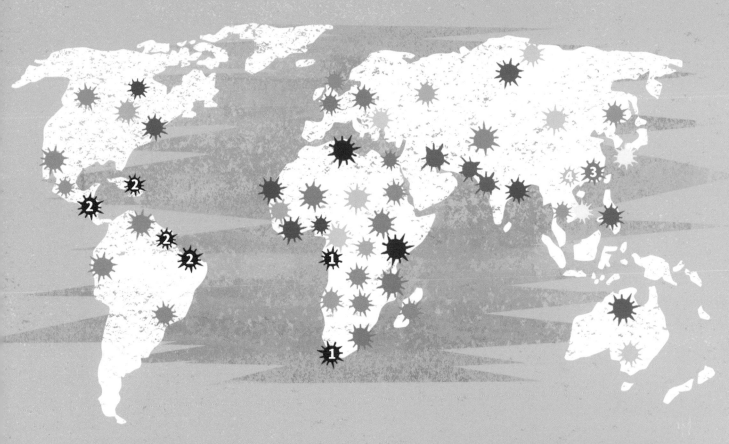

有些病原體的確會被人類打敗,從這個地球上消失不見;但其他病原體卻沒有消失,仍不斷突變、演化。未來,隨時都可能有更強、更毒的病原體,在世界的某一角落出現。

圖中標示為同顏色,表示曾出沒同一種病毒,例如標示「1」為起源於非洲的伊波拉病毒,標示「2」為流行於中南美的登革出血熱,標示「3」、「4」分別為曾經流行於中國東南部的 H5N1、H9N2 等新型 A 型流感。儘管無法將所有病原體所踏上的土地一一標上,但卻能得知各處都不斷出現新的傳染病,也隨著人類移動等因素擴散。

這考驗著人類的智慧與行動力,因為人類對於新的病原體沒有免疫力,所以一出現全新的病原體,很容易帶來大流行;人類必須不分國界、種族,快速研發出疫苗、藥物,並且共同擬定圍堵疫情的方法。

人類會與病原體繼續抗戰下去,就如同過去、現在,未來也還是一樣。

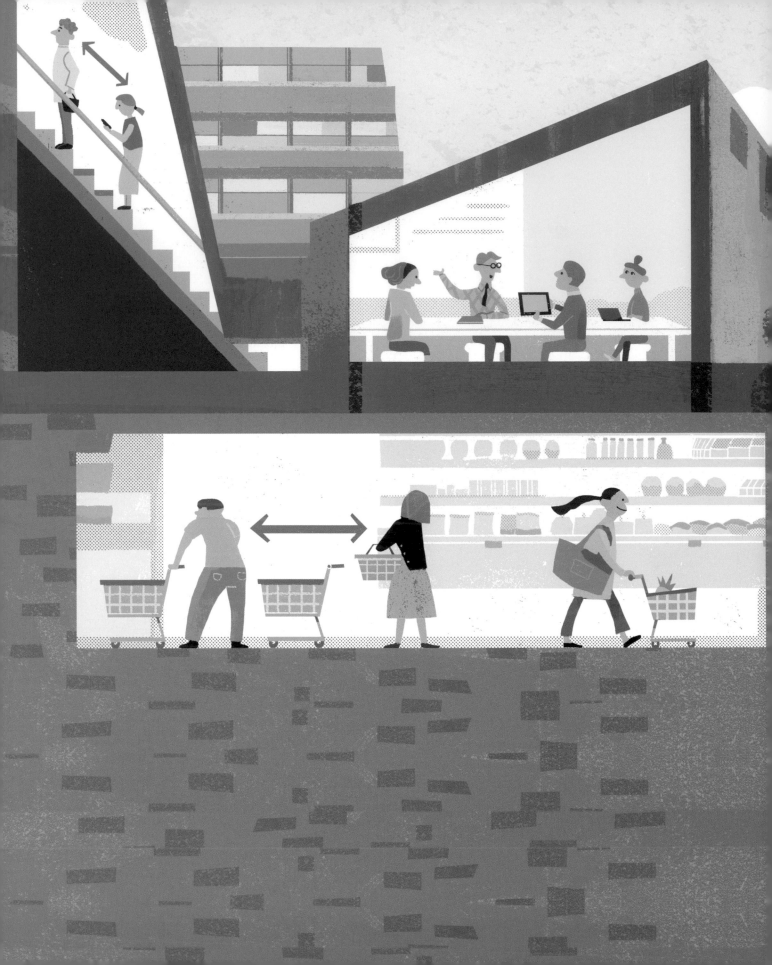

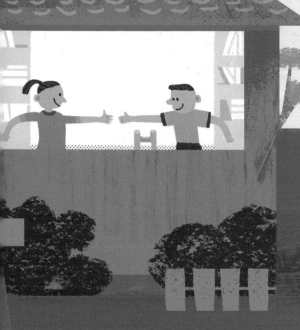

CHAPTER 3

傳染病
防疫大作戰

人類對抗傳染病的歷史,是一場又一場激烈的攻防戰。面對各式各樣的傳染病威脅,人們逐漸體認到——必須結合自己和公眾的力量,才有可能阻止傳染病的擴散。而到了近代,隨著預防醫學觀念的普及,傳染病的防治也開始有了突破性的發展。

不可不知的傳染動力學

感染人數呈等比級數增加

要知道怎麼對抗傳染病，首先必須了解與傳染病傳播速度密切相關的「傳染動力學」。事實上，傳染病如同謠言一般，會一傳十，十傳百的快速傳播。如果每個人只把傳染病傳給一個人，跟每個人把傳染病傳給三個人，經過十波的傳染之後，最後得病的人數會相差多少？答案是相差 59000 多倍！（差距請見下圖）

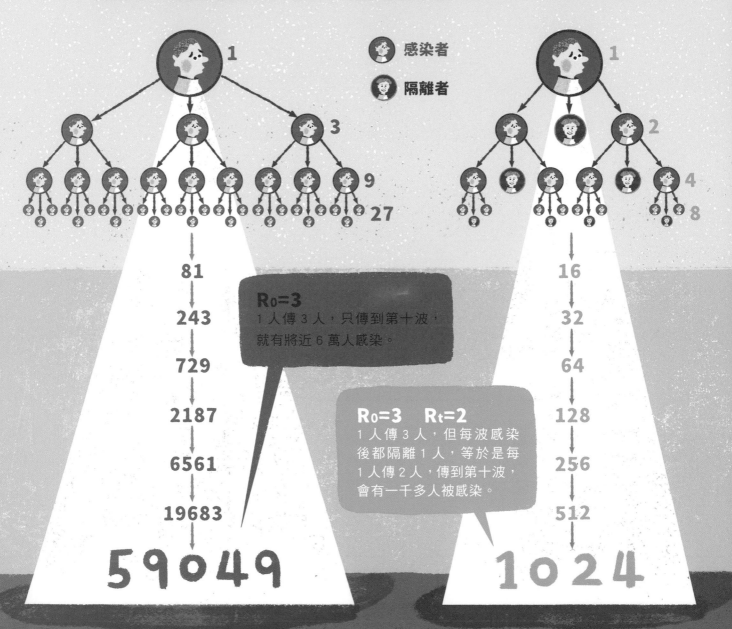

感染者

隔離者

R₀=3
1 人傳 3 人，只傳到第十波，就有將近 6 萬人感染。

R₀=3　Rₜ=2
1 人傳 3 人，但每波感染後都隔離 1 人，等於是每1 人傳 2 人，傳到第十波，會有一千多人被感染。

81	16
243	32
729	64
2187	128
6561	256
19683	512
59049	**1024**

所以，如何減少感染的人數非常重要。不管是感冒了或是得到其他傳染病，趕快去看醫生、吃藥，並且在家休息不去感染別人，這樣的聰明做法不但是保護自己，也能「傳染病止於智者」，保護到其他沒有感染的人。

(R₀) **基本傳染數**
Basic reproduction number

(Rₜ) **有效再生數**
Effective reproduction number

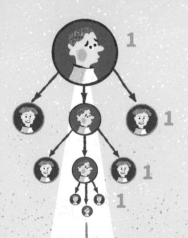

R₀=3　Rₜ=1
1人傳3人，但每波感染後都隔離2人，等於是每1人傳1人，十波後有1人感染。。

如果有將生病的人隔離開來，就能減少往後的感染人數。

減少感染人數小撇步

1 請假在家休息
（居家隔離）

2 出外戴上口罩

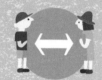

3 保持社交距離

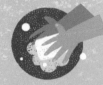

4 勤用肥皂洗手

R₀ 值是什麼？

傳染病大流行期間，報導中常提到的「R₀ 值」就是在自然的情況下，一個人會把傳染病傳給幾個人的意思。而加入防疫行動後，數值會隨著時間改變，就稱為「Rₜ 值」。

比方說，一個人平均會傳給 1 個人，那麼 R₀=1，代表病原體會持續存在，但不會蔓延開來。如果一個人平均傳給超過 1 個人，那麼 R₀>1，代表病原體會蔓延開來成為流行病；相反的，如果一個人傳給少於 1 個人，那麼 R₀<1，代表病原體將會逐漸消失。戴口罩、勤洗手、保持社交距離、生病在家隔離的目的，就是在降低傳染數。

另外，R₀ 會隨著病原體突變成傳染力強的變異株而上升。譬如像 2020 年新冠肺炎一開始 R₀ 值約為 2.5，後來突變成 Alpha 株時 R₀ 值約為 4、Delta 株時 R₀ 值約為 6。

越過危險地帶！
避開病原體可能在的地方

當一種傳染病爆發開來，如果每個人都能知道如何避開病原體，病原體就會無處繁殖，傳染病也會漸漸減少甚至消失。以透過直接接觸、飛沫或空氣傳染為主的病原體為例，以下是它們可能存在的地方，你能成功躲開、安全抵達出口嗎？

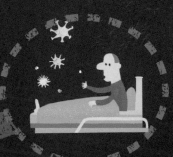

康復期確診病例

病人症狀已經逐漸好轉，病原體正在減少中，但是還是具有傳染力。

無症狀確診者

雖然完全沒有症狀，但是已經確定受到感染，具有傳染力。

START

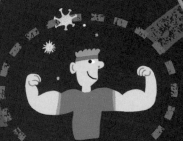

臨床期確診病例

病人已經出現症狀，病原體正在體內大量複製，傳染力強！

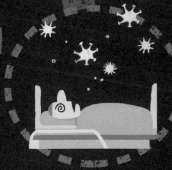

潛伏期病例

病人已經感染到病原體，但還沒出現症狀，而傳染力正逐漸增強中。

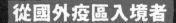

從國外疫區入境者

從傳染病流行國家來的人，也可能帶有病原體。

被病原體污染的環境

確診病人曾經去過的地方。但如果有好好清潔和消毒的話，傳染力很低。

密切接觸者

與確診病人長時間、近距離接觸的人，像是醫護人員、同住親友、辦公室同事、同班同學，有可能帶有病原體。

被感染的動物

帶有病毒的媒介動物，可以間接或直接傳染給健康的人。

防疫形同作戰
隔離、檢疫與阻隔社區傳播

一個國家要對抗傳染病，最好的方法是「決戰境外」，也就是根本不讓病原體進入國內。因為一旦不小心放病原體進來，就可能引發一連串的傳染，讓傳染病一發不可收拾。

所以，政府會派防疫人員鎮守機場、海關，不讓染疫的人進入國門。如果檢查發現確診的人必須立刻「隔離治療」，等到痊癒而且沒有傳染力了，才能自由行動。但是沒有確診的人也可能已經染疫，只是還在潛伏期，檢查不出來。所以所有入境的人，都必須進行一段時間的「居家檢疫」，在這段時間裡不准外出，直到潛伏期的時間過了，而且沒有發病才能恢復自由。

萬一經過這些防疫措施，還是有染疫者不小心進入國內，就可能傳染給身邊的人，造成國內的「本土感染」。這時候，曾與本土感染者密切接觸的人必須「居家隔離」，以免造成第二波、第三波、第四波……的傳染，形成大家都不願看到的「社區傳播」！

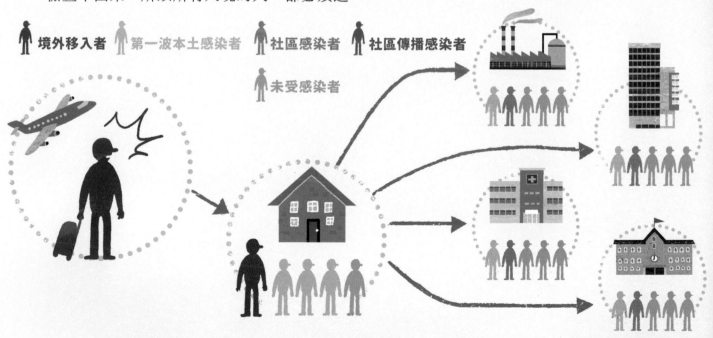

境外移入者　第一波本土感染者　社區感染者　社區傳播感染者

未受感染者

| 境外移入的確診者 | 第一波本土感染 | 第二波本土感染 |

70

社區感染 vs 社區傳播

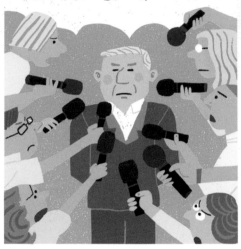

部長,目前已經發生社區感染,請問有多規劃什麼措施嗎?

大家不要急。社區感染和社區傳播不一樣。

社區感染是國內開始有本土感染,但是還沒有傳播出去。

只要我們能清楚掌握被感染者的親密接觸者,加以適當的居家隔離,就不會有社區傳播的問題。

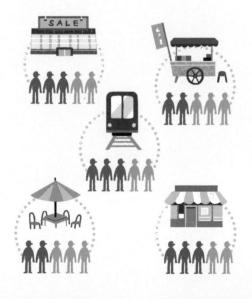

一個國家的疫情是不是進入「社區傳播」的階段,有四個徵兆:

1. 確診病例無法找到感染來源
2. 本土感染的數目遠超過境外移入的數目
3. 已經出現連續性的傳播鏈
4. 有廣泛發生的群聚感染事件

符合這四個條件就表示傳染病已經悄悄在國境內蔓延開來。

社區傳播

誠實為上策的疫情調查
旅遊史、職業史、接觸史和聚集史的重要性

除了檢疫和隔離，疫情調查則是能幫助找出感染源頭與判斷影響層面的重要方法。而幾乎每一種傳染病，從完全沒有症狀、微恙、輕症、重症、到死亡，每個人染病的嚴重程度都不一樣。並且，對大多數的傳染病來說，患者的疾病嚴重度分布，就像金字塔一樣，最下層是占大多數的無症狀、微恙或輕症者，

上層的重症或死亡病例則是少數。許多人以為，重症或甚至死亡的人，比較可能把疾病傳染給人，但事實上剛好相反。因為重症患者大多已經躺在醫院，不容易傳染給他人，反而是症狀尚未變嚴重的微恙或輕症者，最容易到處走動、散播疾病！

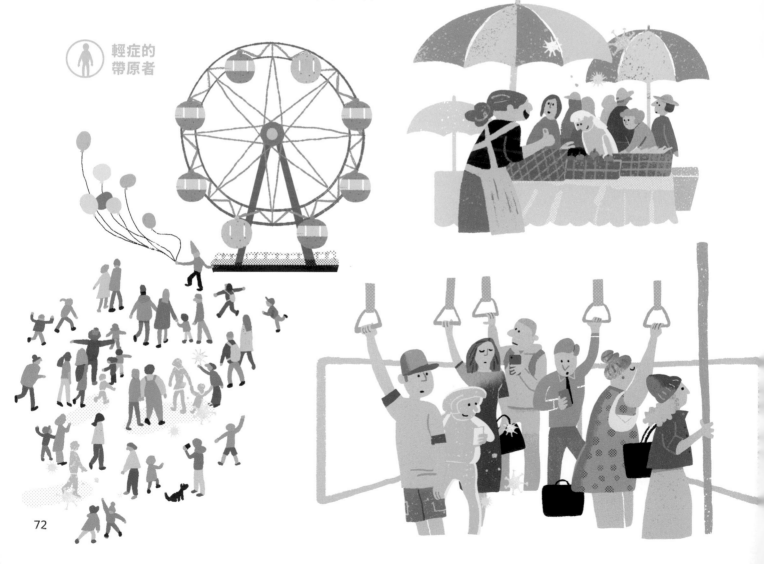

輕症的
帶原者

所以，如果輕症和微恙的患者能夠誠實的、詳細的通報旅遊史、職業史、接觸史和聚集史，就能進一步匡列曾經跟他們密切接觸的人進行居家隔離，或提醒大家不要到哪個地區遊玩，這樣其他人就不容易感染，病原體也就不會透過這些人進一步的散播給更多人。

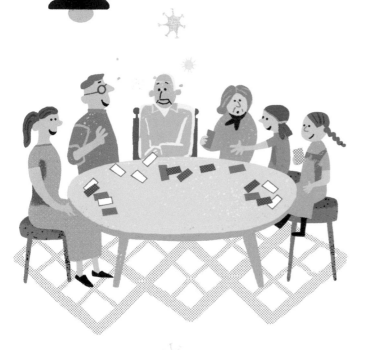

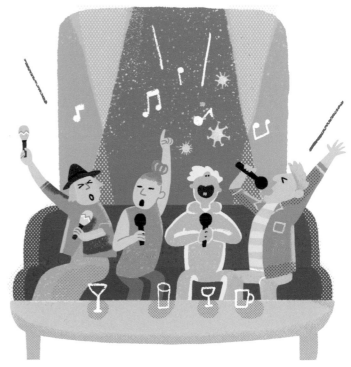

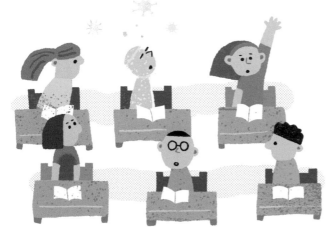

政府在做疫情調查時，如果發現多位確診者來自同一家公司、去過同一個地方旅遊，或參加過相同的聚會，就能找出感染的源頭，對其他人提出警訊。但是如果確診者不願意誠實說出來，就可能使不知道實情的人陷入被感染的危機。

請離我遠一點！
防疫請保持「社交距離」

當傳染病可以透過直接接觸、飛沫或者是空氣傳染時，想要保持不被傳染，最好要保持適當的「社交距離」。例如，2020 年大流行的新冠肺炎可透過飛沫傳染，而飛沫噴濺的距離大約是 1 公尺，所以人與人之間的社交距離最好可以保持戶外 1 公尺或室內 1.5 公尺以上才安全；用這個標準保持距離，可以降低大約 80% 的感染風險。

但是，面對透過水污染或蟲媒傳播的傳染病，保持社交距離就不是那麼重要，因為這類的傳染病本來就不容易藉著人傳人來散播。

室外 1 公尺和室內 1.5 公尺的距離，相當於多遠？

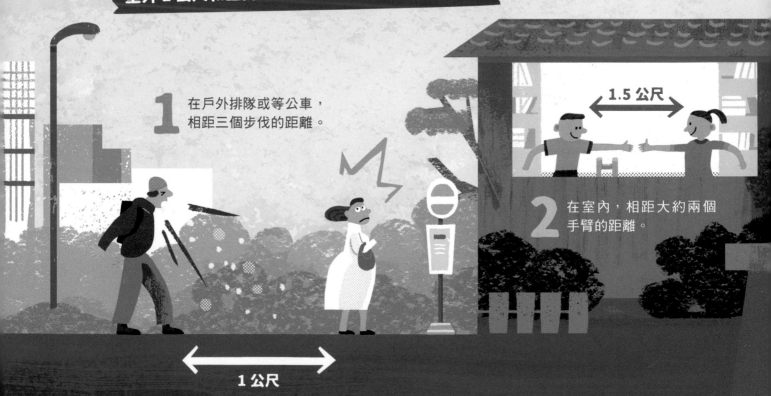

1　在戶外排隊或等公車，相距三個步伐的距離。

1 公尺

1.5 公尺

2　在室內，相距大約兩個手臂的距離。

另外，保持社交距離還有其他作法，像是隔離治療、取消大型集會、關閉學校、在家工作、減少群聚人數、少搭大眾交通運輸、避免進入娛樂場所、禁止出國旅行或禁止外國人入境等。根據研究，1957 年爆發的亞洲流感，因為關閉學校使得致病率降低了90％；許多歷史經驗都告訴我們，保持社交距離是阻止傳染病傳播或減緩傳播速度的最好方法之一。而 2020 年新冠肺炎的防疫口訣，就是「愛有多深，距離就有多遠」。

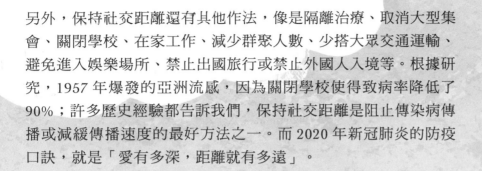

3

用餐（或開會時）以穿插間隔的方式入座，或加設透明隔板。

5

在電扶梯上，相隔大約兩個階梯的距離。

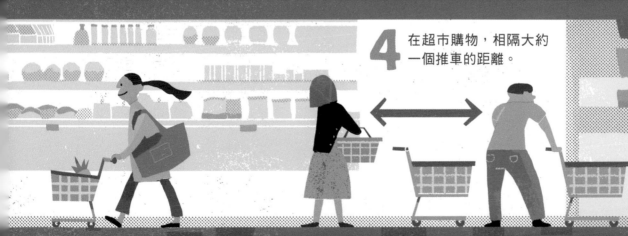

4

在超市購物，相隔大約一個推車的距離。

我是不是確診了？
篩檢的陽性、陰性、偽陽性和偽陰性

染上傳染病的人，並不一定都會有明顯的症狀；有些人雖然有症狀，卻可能跟別人不一樣。而且這些症狀也可能跟染上別種疾病非常類似，所以想要確認一個人是不是真的感染了某種病原體，就需要用特殊的篩檢方法來確定。

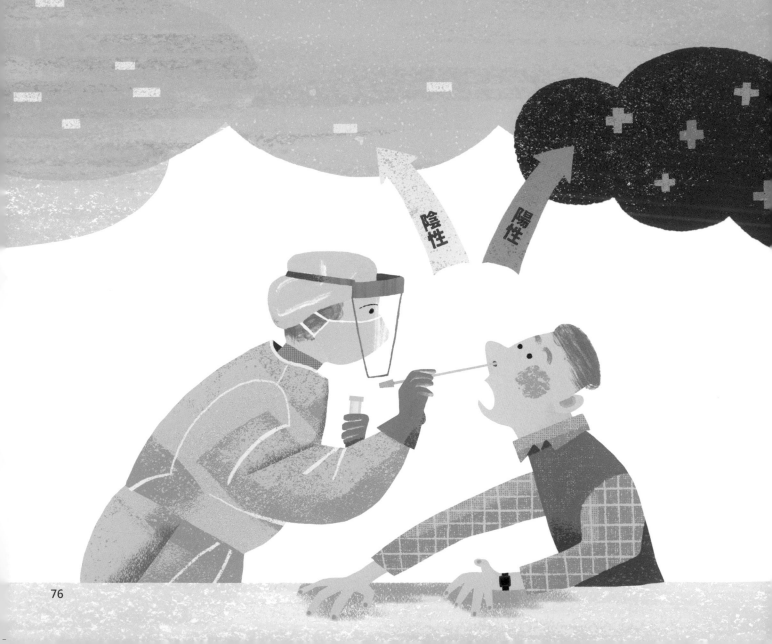

陰性

陽性

「篩檢」就是利用特別的檢驗方法，從一個群體當中，檢測出有被感染和沒有被感染的人。篩檢的方法首先要先找到病原體的「感染標誌」，也就是能代表病原體存在的物質，像是病原體本身的基因、蛋白質，或是被感染的人對病原體產生的抗體。

篩檢後發現有被感染的稱為「陽性」，沒被感染的稱為「陰性」。不過，任何一種篩檢都可能因為檢查的過程、技術、判定或其他因素而無法完全正確，會產生「假的陽性」（偽陽性）和「假的陰性」（偽陰性）的誤判。

為什麼快篩完還要做 PCR 檢測？

好的篩檢方法，必須具備方便、簡易、快速和正確這幾個要素。而在疫情流行期間，常會聽到人們口中說的「快篩」，其實就是「快速篩檢」的簡稱。

然而，快篩有可能不夠準確。在緊急狀況下，為了迅速做出診斷，會先採用快篩試劑做第一次的判讀。但是為了避免誤判，會再進一步做更正確的 PCR 檢驗（Polymerase chain reaction），來檢測體內是否含有病毒的遺傳物質。

哪一個小鎮適合「普篩」？
普篩施行的時間點

普篩就是大規模的普遍篩檢，目的是為了找出沒有症狀的感染者，因為無症狀感染者通常不知道自己感染，所以會四處遊走，把傳染病傳給更多無辜的人。不過，大規模的普篩通常要花費非常多錢，篩檢結果也可能出現偏差，使最後的調查失真。到底哪個地區適合普篩？在什麼狀況下需要普篩？想想看，以下的三個小鎮適合普篩嗎？

從前從前，有一種奇怪的傳染病悄悄的入侵三個都是五萬人口的小鎮。鎮上的居民紛紛要求鎮長舉行全鎮大普篩。

A
我們要普篩！
50000名居民

B
我們也是！
50000名居民

C
我們也要！
50000名居民

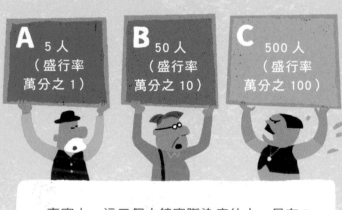

A 5人（盛行率萬分之1）　**B** 50人（盛行率萬分之10）　**C** 500人（盛行率萬分之100）

事實上，這三個小鎮實際染病的人，只有5人、50人和500人。

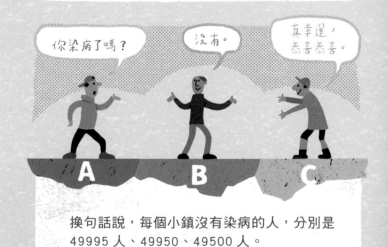

你染病了嗎？　沒有。　真幸運，恭喜恭喜。

換句話說，每個小鎮沒有染病的人，分別是49995人、49950、49500人。

不過，普篩並不完美。進行普篩後，每個小鎮都出現總人口約 1% 的偽陽性。

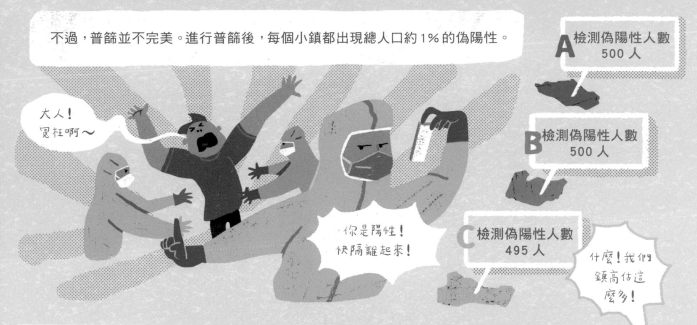

根據每個鎮的偽陽性人數，計算出來的盛行率都錯了。原本盛行率最低的 A 鎮甚至高估了 101 倍！

	真正感染人數 (a)	真正未感染人數 (b)	檢測陽性人數 (c=a×99%)	檢測偽陽性人數 (d=b×[1-99%])	每萬人真正盛行率 (e=a/5)	每萬人檢測盛行率 (f=[c+d]/5)	檢測盛行率高估倍數 (g=f/e)
A	5 位	49995位	5 位	500 位	1	101	101 倍
B	50 位	49950位	50 位	500 位	10	110	11 倍
C	500 位	49500位	495 位	495 位	100	198	2 倍

普篩適合在傳染病盛行率高的地區進行；盛行率越低的地區，誤差往往越大。以這三個小鎮來看，只有 C 鎮較為適合普篩。

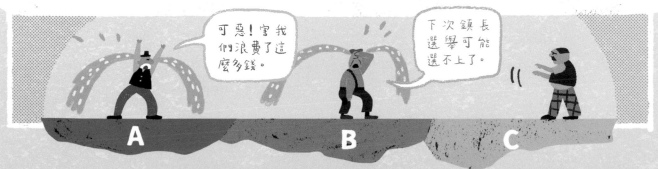

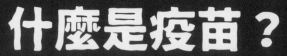

什麼是疫苗？
終結傳染病大流行的終極武器

人體的免疫系統具有辨認是敵方還是我方的能力——能夠辨認入侵的細菌、病毒或其他外來者，並且加以消滅。因為外來物質都具有獨特的蛋白質構造，就像人臉辨識的特徵一樣，稱為「抗原」；免疫系統不但會辨認抗原，還會記憶抗原的樣子，製造各種不同的抗體來對抗不同的抗原。科學家就是利用人體免疫系統的這個功能，把疫苗打進人體，使人體產生抗體，但卻不會使人體發病。

不同的疫苗能產生保護力的時間長短不同，有些疫苗有數十年的保護力，有些則只有大約 5 年。通常，疫苗研發的時間需要 10 ～ 15 年左右，但是在疫情大爆發的非常時期，例如 2020 年新冠肺炎肆虐全球時，全球的科學家共同合作、用盡全力發展疫苗，使得疫苗在不到一年的時間內就開發成功。

疫苗的種類

依照裡面所含的病原體或其活性，傳統疫苗大致可分為不活化疫苗、活性減毒疫苗。後續又有許多新型技術所產出的疫苗，譬如蛋白質疫苗、腺病毒載體疫苗、核酸疫苗等。

不活化疫苗

破壞病原體結構或把它殺死，因此不會造成人體感染，但是抗原的結構還保留可以被人體辨識的程度，所以仍可激發人體免疫反應，使身體製造抗體出來。不過這類的疫苗免疫效果通常較低、維持時間也較短，所以接種次數會比較多，才能維持其保護力。這類常見的疫苗有狂犬病疫苗、小兒麻痺疫苗等。

活性減毒疫苗

將病原體做減毒處理，降低其致病力。雖然還是可以感染人體，但症狀會較輕微，而好處是有完整的抗原，所以產生的免疫效果較好，持續時間也較久。卡介苗、水痘疫苗等都是屬於這一類。

蛋白質疫苗

利用基因重組技術製作出病毒表面的蛋白，做成疫苗打入人體，讓免疫系統產生免疫反應。例如新冠疫苗中的高端疫苗，就屬此類疫苗。

腺病毒載體疫苗

將病原體 DNA 的片段，放入無毒性的腺病毒中，最後再將腺病毒送進人體，使人體細胞製造出病毒蛋白讓免疫系統認識，再產生抗體。新冠疫苗中的 AZ 疫苗，就屬此類疫苗。

核酸疫苗

也稱作「基因疫苗」，就是將病毒的基因或核酸序列 mRNA 打到體內，讓人體自行產生片斷的病毒蛋白質，作為疫苗抗原，在體內引發免疫反應並讓免疫系統記住此病毒蛋白質，進而保護人體、讓人體能與真正的病毒對抗。此類技術其實已有數十年歷史，先前也曾研發用做流感疫苗。而新冠疫苗中，莫德納和 BNT 皆為此類疫苗。

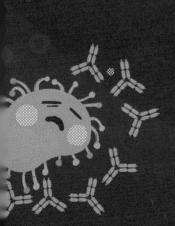

誰已經擁有免疫力？
疫苗、抗體與抽血檢測

對於特定傳染病擁有免疫力的人，就算被同一款病原體再次入侵也不會發病。但是我們要如何知道，自己是否已經擁有免疫力了呢？

首先的問題是「你接種過疫苗了嗎？」如果有，而且是有效力的疫苗，那麼你的身體應該已經產生「抗體」，擁有對抗傳染病的免疫力了！另外，已經被感染過、無論是否出現過症狀且痊癒的人，也會在對抗病原體的過程中產生免疫力。

至於那些外表健康、也沒有接種過疫苗的人，可以到醫院抽血，檢查血液中是否有抗體。如果結果是「陽性」，那表示已經擁有抗體了，很可能是在無症狀的感染過程中，身體自然產生的免疫力；相反的，如果結果是「陰性」，那代表身體還沒有免疫力，還是要小心翼翼的做好防範，免得不小心感染疾病。

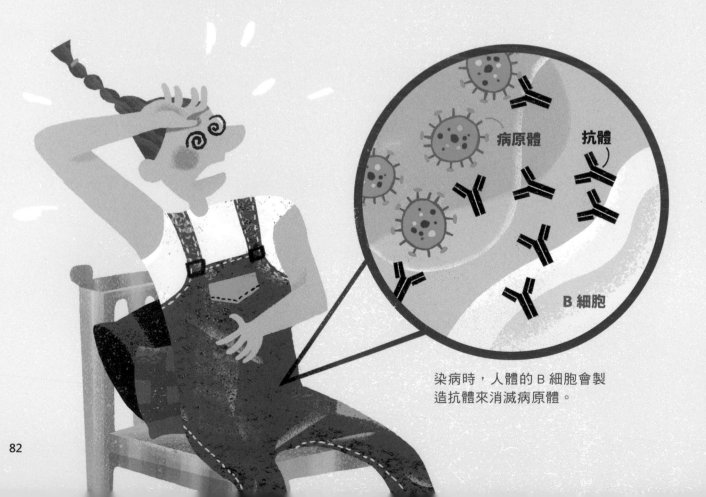

病原體　抗體

B 細胞

染病時，人體的 B 細胞會製造抗體來消滅病原體。

抽血檢查體內是否有抗體

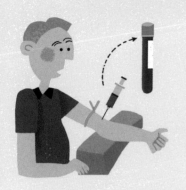
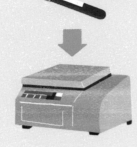
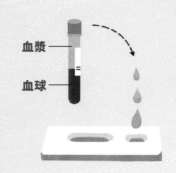

血漿

血球

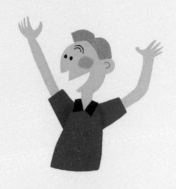

抽血 → 送到檢驗室，放入離心機。 → 抗體位在血漿中。將分離後的血漿，滴入試劑中做抗體檢測。 → 需 20 分鐘～ 4 小時可知檢驗結果。呈陰性者代表沒有抗體。

接種疫苗獲得抗體

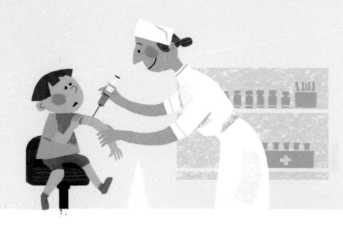

1 將疫苗打進人體。

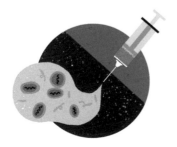

2 使體內的免疫細胞認識病原體，並且產生抗體。

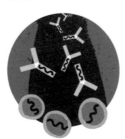

3 往後若有病原體入侵，體內的抗體就會消滅病原體，保護人體。

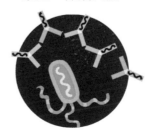

施打疫苗，保護自己也保護他人
提升群體免疫力來阻隔傳染病

 健康，未打疫苗　　 健康，已打疫苗　　 生病並具傳染力，未打疫苗

所有人都沒有打疫苗

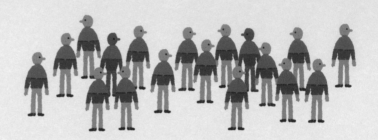

只有少許人接種疫苗

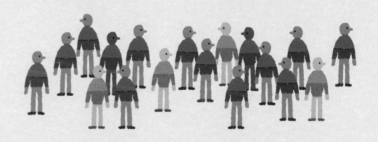

大多數的人都已打疫苗

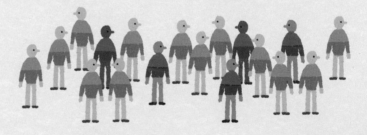

除了隔離、檢疫、保持社交距離以外，提升「群體免疫力」更是阻止傳染病擴散的重要作法。什麼是群體免疫力？群體免疫力是指某一特定傳染病在一個群體當中，有多少百分比的人口具有免疫力，其中包括曾經感染的人，也包括接種疫苗而獲得免疫力的人。當群體免疫力超過一定的數目（稱為「群體免疫閾值」）時，原本四處蔓延的流行病就不會再傳播下去，甚至銷聲匿跡！

「接種疫苗」不但保護自己，也可以保護沒打疫苗的人；「吃藥」（抗細菌或抗病毒藥物）也一樣。因為吃藥治療可以清除病人體內的病原體，並且縮短發病的時間，所以一旦感染了趕快吃藥治療，就可以降低傳染給別人的機會。

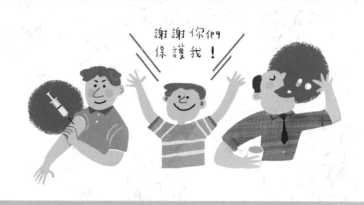

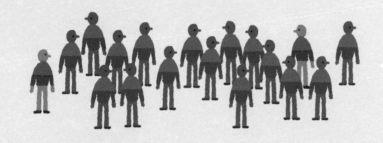

傳染病逐漸傳給每個人

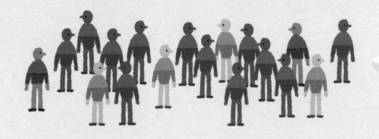

仍有許多人被傳染

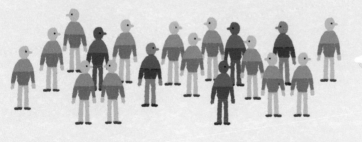

傳染病沒有繼續傳播下去，未打疫苗者也比較不會被感染。

但是要讓不同的傳染病消失，群體免疫的條件有高有低。像是小兒麻痺的群體免疫閾值需要 80%~86%，而麻疹需要的群體免疫力更高達 92％～ 95％！如果為了達到群體免疫，而讓人們自然感染疾病，一來可能讓生病的人出現嚴重症狀甚至死亡，二來醫院一定人滿為患，而且到處人心惶惶。所以最好的辦法，就是用施打疫苗的方式達到群體免疫。只要施打疫苗的人多到超過群體免疫的門檻，其他沒有施打疫苗的人就會受到保護，不太容易得病！

用我的血治療你？
康復者的血液捐贈

曾經感染過傳染病又成功痊癒者的血液，也有可能幫助控制疫情。當人們第一次被感染時，身體會用上大約 14 天的時間，製造專門對付該種病原體的抗體，且會「自動記憶」。等到下次又染上相同的病原體時，就會快速的製造抗體來打擊敵人。而抗體就存在人體血液中，每一種抗體都只能對付一種病原體。19 世紀時，開始有人提出「使用康復者血液來救人」的概念。因為染過病又已康復的人體內含有大量的抗體，如果請他們捐血來用，或許能協助其他病人對抗傳染病。

所以在傳染病嚴重橫行，而且還沒有疫苗問世、找到治療藥物的危急時刻，往往會有大量康復者踴躍捐血，希望幫忙治療病人。例如西班牙大流感、SARS 和新冠肺炎爆發期間，康復者所捐贈的血液都曾派上用場。只不過，這種治療方法療效如何？是不是能廣泛運用？仍需科學家們做進一步的試驗和確認。

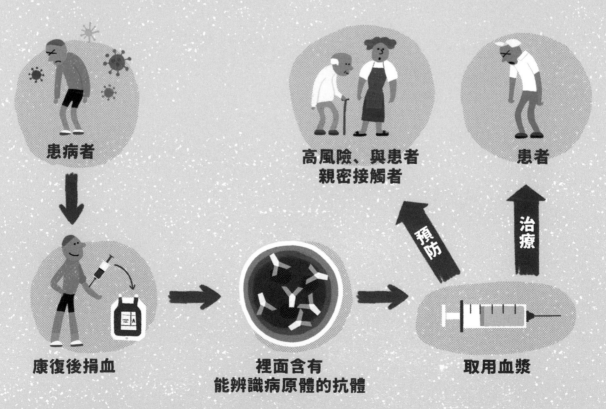

患病者

康復後捐血

裡面含有
能辨識病原體的抗體

取用血漿

預防

治療

高風險、與患者
親密接觸者

患者

相較於可以大量製造的疫苗比起來，這個方式的缺點是，需要等待康復者來捐血，所以數量有限。有時候，康復者血漿在輸入病人的身體時，可能會引起嚴重的「排斥反應」；而且如果康復者體內含有其他病原體，像是愛滋病毒、B型肝炎病毒等，就不適合捐贈使用。

新冠肺炎的康復例子❶

2020 年，美國明尼蘇達州有 7.1 萬名新冠肺炎患者接受康復者捐血的治療。醫生們發現，在疾病剛開始期間會有最佳效果，而且沒有嚴重副作用，所以政府批准使用康復者的血液，作為緊急時治療使用。

新冠肺炎的康復例子❷

為了要製造大量的抗體來治療很多病人，科學家進一步從感染而康復者的血液中，從中挑出可以產生大量抗體的 B 細胞，加以大量分裂繁殖成為單株細胞株，用來製造單株抗體。它曾被用來治好許多新冠肺炎的病人，包括美國前總統川普。

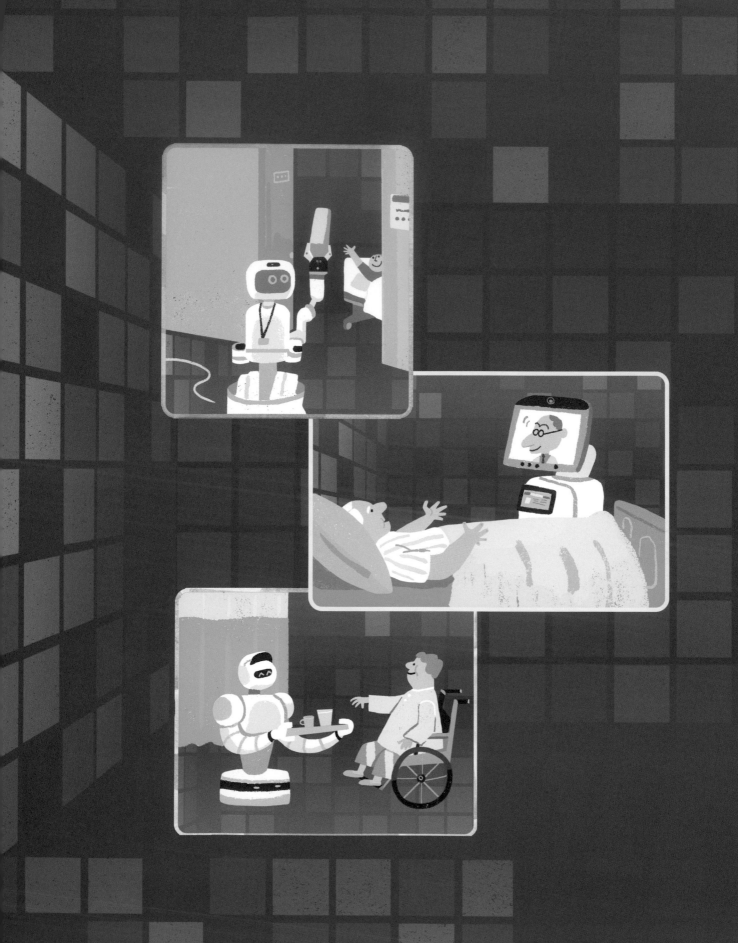

CHAPTER 4

防疫新日常

從 20 世紀後期開始,人類進入第四次工業革命,運用電腦與網際網路開啟了高度智能化的時代。人工智慧、大數據、物聯網、機器人等嶄新的科技,也成為身處 21 世紀的我們所擁有的防疫利器。未來世界仍難完全脫離傳染病的威脅,這些能連結防疫的新科技,又能創造出什麼新願景呢?

疫情下的你我他
我為人人，人人為我

人們面對傳染病大流行，心裡會緊張是正常的。但是如果過度恐慌，做出不適當的舉動，例如搶購囤積醫療用品、散播未經證實的消息，只會讓自己和四周的人們陷入更加焦慮的情緒。所以在面對傳染病時，應該努力學習相關的疾病與防疫知識，不要輕易相信、多方查證不確定的訊息，也不接受會傷害自己或他人的新聞。要體認到最好的行動就是「我為人人、人人為我」，防疫才能得到最好的成效。

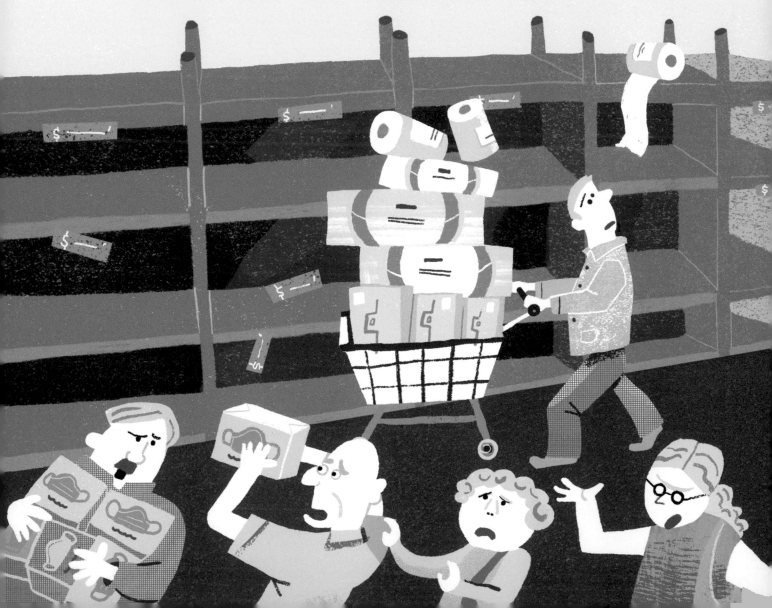

多洗手

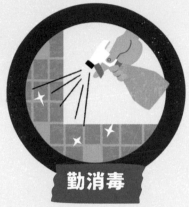

勤消毒

生病時請在家休息

人群集中的地方常是散播傳染病的溫床，例如在學校會接觸很多老師和同學，一起上課一起玩耍，所以有症狀的學生要盡快就醫，在家裡休息隔離，以免其他同學受到感染，又把傳染病帶回家，傳染給家人和其他親朋好友。

生病不上學，才是保護自己也保護他人的最佳防疫做法。

為了不讓傳染病的勢力擴大，每個人都應該從個人做起，培養堅強的免疫力，多運動、不熬夜、注重營養、養成良好的衛生習慣，使自己成為防止傳染病擴散的堅強堡壘。如果發現自己可能染病，也應該及早檢查、儘早治療，並且妥善隔離。趁早治療就能避免繼續傳染給四周健康的人們，也算是為整體社會對抗傳染病盡一份心力。

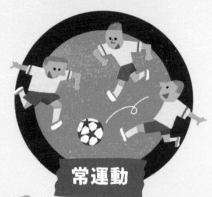

常運動

營養均衡

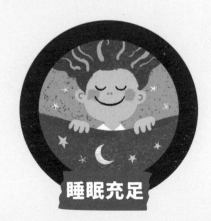

睡眠充足

疫情下的國際交流
運用「旅行泡泡」出國旅行

在傳染病流行期間，國際交流大幅減少，如果想出國旅遊，該用什麼方法才能玩得既盡興又安全呢？可以選擇新興的旅遊方式——「旅行泡泡」，又稱為「旅行走廊」或「旅行經濟圈」，能讓人們在一種像是與外界隔離的隱形泡泡裡安心旅行。

旅行泡泡的實施方式是兩個互相信任且疫情穩定的國家，相互約定若雙方的國民符合規定條件，就能在全程受到保護的狀況下到對方國家旅行，旅行前後也不需要隔離與檢疫。不過，只要任何一方出現疫情，旅行泡泡的來往就可能立刻中止。

建立旅行泡泡不只可以滿足人們出國旅行的願望，也有機會提振受到疫情重創的經濟。因為疫情使觀光客大大減少，商店、餐飲業與旅館長時間生意慘淡，如果可以開啟旅行泡泡，讓旅客回籠，一個國家的經濟就可以重新活絡起來。

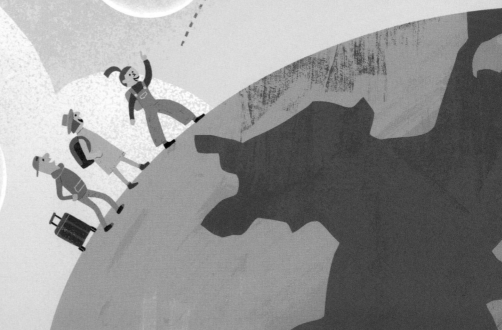

2 飛機上只有旅行團員，沒有其他乘客，非常安全。

1 參加前必須有搭機前幾天傳染病檢驗為陰性的證明。

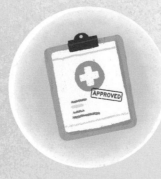

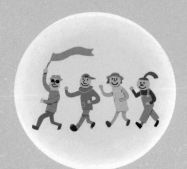

3 飛機落地後，所有團員集體行動，個人不能單獨行動。

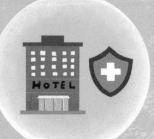

4 只能住進有「防疫安全認證」的旅館，而且必須經過全面消毒。

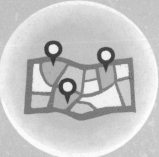

5 前往事先挑選的安全景點旅遊，並與當地民眾區隔開來。

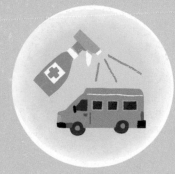

6 旅遊車輛每天都要消毒殺菌。

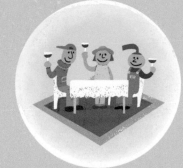

7 用餐的餐廳要有專屬的用餐區，並且與其他人分流、保持社交距離。

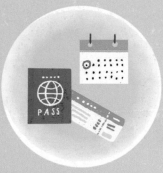

8 在約定好的時間回國，不能延後或逗留。

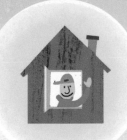

9 回國後還是必須自主健康管理，檢驗沒有傳染病後，才能重新回到平常的生活。

旅行泡泡就是在與外界疫情隔離的安全狀況下旅行。例如參加旅行團的人都必須經過檢查證明沒有感染傳染病、旅遊團不許個人單獨行動、包機與包車都每日消毒，並需避開人潮眾多的景點、不與當地人民接觸，同時也僅能住在合格認可的旅館等。

AI 幫忙看病

防疫新科技 I. 人工智慧

經常聽到的人工智慧（AI）是什麼呢？簡單來說，就是「將大量資料輸入電腦或智慧機器後，訓練電腦或智慧機器從這些資料中學習，並且利用學習後得到的知識幫助人類達到特定的目標與任務」。

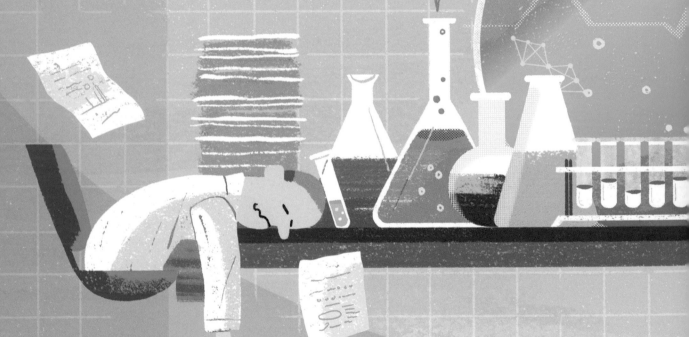

過去，光靠人類從學習知識、了解知識到能做出判斷，需要花上許多時間。但是防疫就是在跟時間賽跑，防治的速度越快，就有機會越早讓傳染病停止擴散。所以在未來，利用機器學習得來的人工智慧，將可以在預防傳染病上大展身手，像是幫忙醫生用最快的速度診斷病人是否感染、找到病原體感染的源頭，或是從現成藥物中篩選可用的藥物等。隨著新科技的進展，未來人工智慧在傳染病防治上，將會扮演更重要的角色。

用 AI 找出治療新病的老藥

新的傳染病剛出現時，藥物還沒有問世，一定會引發大眾的恐慌。這時，如果可以找到具有療效的現成藥物，就可以馬上用來治療，搶救無數人的生命。在過去，人們需要一種一種藥慢慢去測試，但經過訓練的人工智慧可以分析、計算現有藥物的分子結構和療效，從大量藥物的選單中，找出最可能有效的候選名單，大大加快藥物研發的速度。

內含 AI 技術的病毒株溯源平臺

電腦的計算能力比人腦更快、更準確，如果能將染病病人身上病毒的基因，還有病人得病前去過的地方、與人接觸等資料，統統輸入電腦系統，就能利用人工智慧快速的分析、計算，找出這些感染者感染的源頭。

零接觸、零感染的醫護照顧

防疫新科技 II. 醫護機器人

醫院內的感染，是傳染病大流行時常見的現象。因為在醫院裡隔離治療的傳染病患，體內往往帶著大量病毒，而醫護人員近距離照顧他們，一不小心就可能染上傳染病，再把傳染病傳給醫院外的人。所以醫護人員就像守在防疫戰場上的第一線戰士，一定要有完整的防護設備，像是口罩、面罩、防護衣、手套等，才能受到保護而不被感染。但即便如此，院內的醫護感染還是時有所聞。

幸好，現代的科技已經進步到能運用自動化的機械或機器人來照顧病患，減少醫護人員進入病房和病人接觸的時間，像是問診及健康檢查機器人、手術機器人、給藥機器人、復健機器人、清潔消毒機器人等。有了這樣的零接觸醫療設施與零距離的醫護照顧，就能把感染風險降到最低！

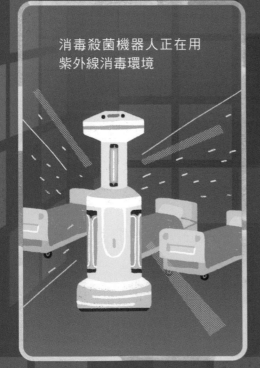

消毒殺菌機器人正在用
紫外線消毒環境

幫病人送餐點
的機器人

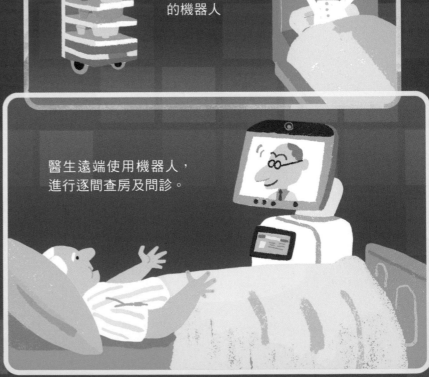

醫生遠端使用機器人，
進行逐間查房及問診。

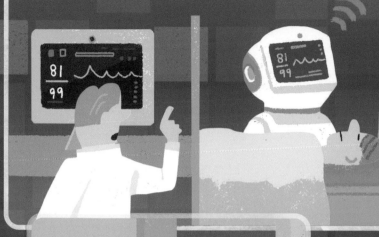

生理監測機器人能自動監測病人的病況，讓醫生、護理師不用進病房也能看到。

醫務機器人送乾淨的衣服到病房

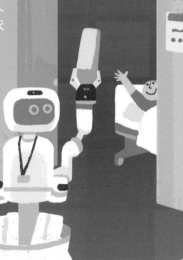

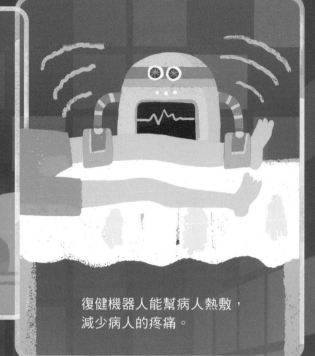

復健機器人能幫病人熱敷，減少病人的疼痛。

如果病人必須開刀，醫師還可以利用手術機器人在遠端操作，不需要近距離接觸病人。給藥機器人可以帶給病人固體藥物，也可以幫病人打針。復健機器人則可以幫助身體虛弱、或行動不便的病人進行復健。

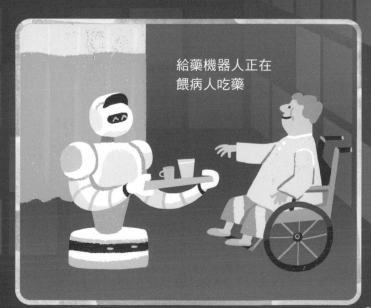

給藥機器人正在餵病人吃藥

除了醫護需要防疫機器人以外，經常要面對陌生入境者的海關人員，也需要防疫機器人，像是「入境檢疫機器人」能幫入境旅客量體溫、填資料，或是由「載運機器人」接送從疫區入境的人到隔離場所等。另外像是管理居家檢疫和居家隔離的人員，也可以運用「聊天機器人」協助檢疫隔離者，詢問健康狀況，以及提供照顧服務。

預測未來傳染病的流行趨勢

防疫新科技 III. 大數據

「大數據」（Big Data）就是蒐集來自四面八方的人在各種不同的來源產生的龐大數據，所以又稱為「巨量資料」。這些數據帶著各種人們活動的訊息，透露很多能了解現在與預知未來的線索，但是在過去，人們很難分析如此大量、複雜的數據；直到近年開發出更先進的科技與計算能力，才終於辦得到了。

所以分析大數據也成為人類追蹤傳染病的重要工具，像是利用手機訊息以及基地臺的大型數據，追蹤帶原者（攜帶病原體而且會傳染給別人的人）曾經去過的足跡，找出接觸過帶原者的民眾，發訊息警告他們，並且為已經出現症狀的人進行隔離和檢查。在疫情開始爆發的初期，也可以透過分析網路資料和飛行航班，預測下一波可能爆發疫情的地點或城市，發出預警訊息請他們事先採取預防措施，並為防疫做好準備，就有機會將疫情造成的損害降到最低。

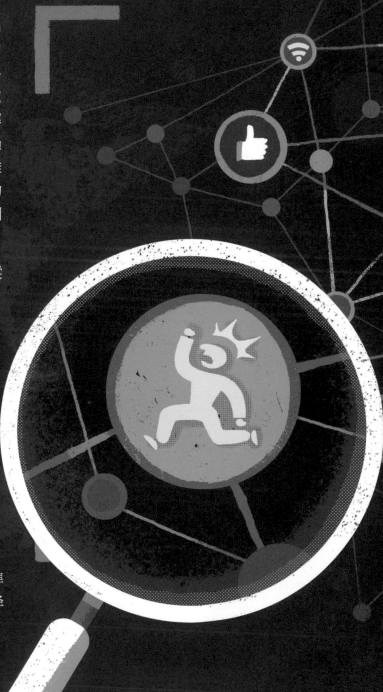

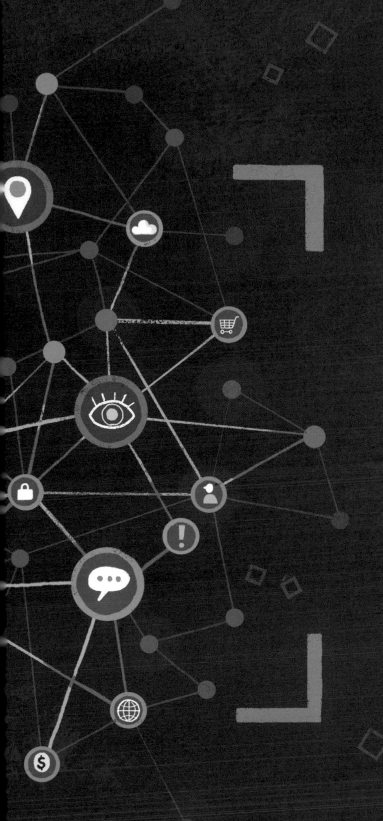

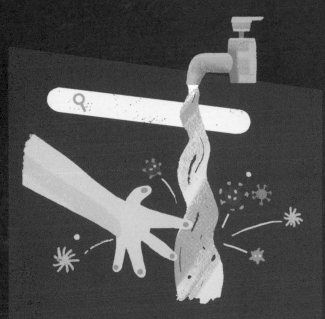

大數據的運用案例

Google 是現代人經常使用的網路瀏覽器。世界各國的人都常上 Google 網站搜尋自己需要的生活資訊。新冠肺炎流行期間，專家們就以 Google 的搜尋資料進行大數據分析，結果發現：人民搜尋「洗手」頻率越高的國家，後續得到新冠肺炎的確診案例越少。由此可見一國的人民越注重「勤洗手」這個衛生習慣，越不容易感染新冠肺炎。

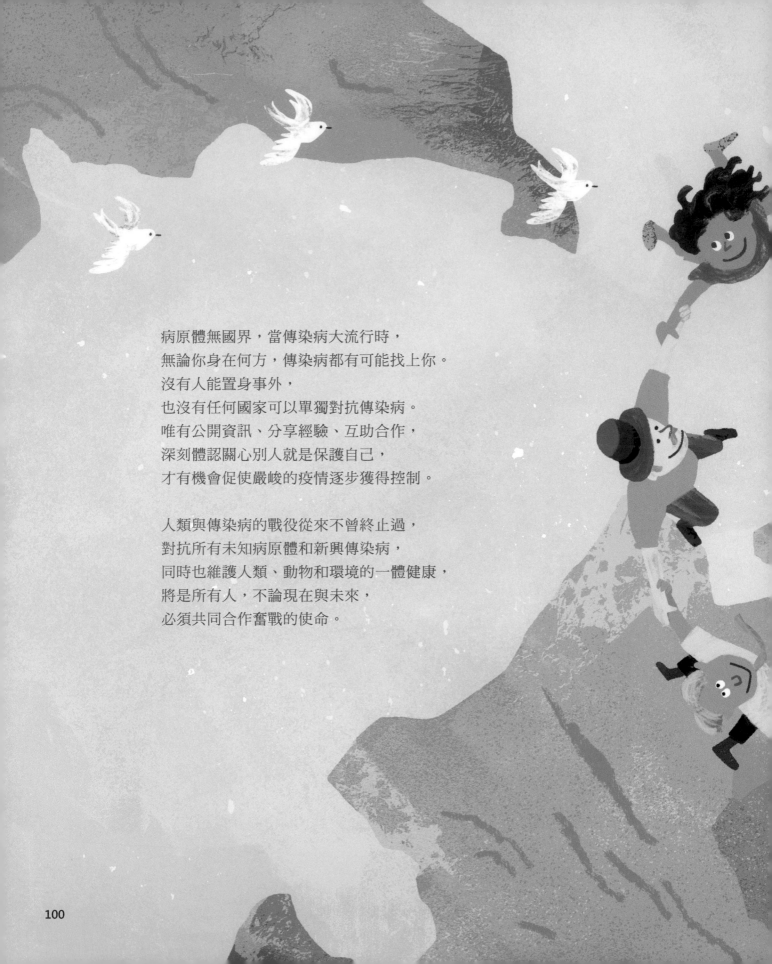

病原體無國界，當傳染病大流行時，
無論你身在何方，傳染病都有可能找上你。
沒有人能置身事外，
也沒有任何國家可以單獨對抗傳染病。
唯有公開資訊、分享經驗、互助合作，
深刻體認關心別人就是保護自己，
才有機會促使嚴峻的疫情逐步獲得控制。

人類與傳染病的戰役從來不曾終止過，
對抗所有未知病原體和新興傳染病，
同時也維護人類、動物和環境的一體健康，
將是所有人，不論現在與未來，
必須共同合作奮戰的使命。

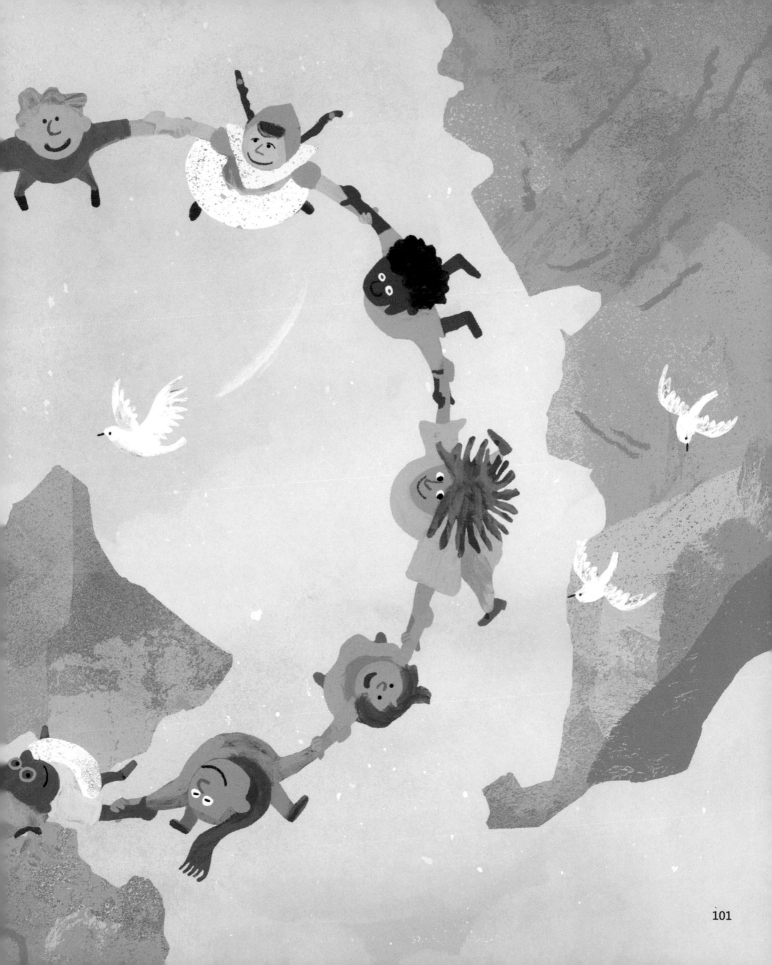

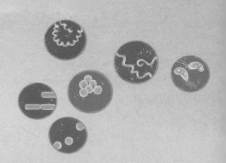

索引 (依筆畫、字數、注音依序排列)

作者簡介

陳建仁

大仁爺爺從小就喜歡自然課，對生命科學特別感興趣。他喜歡問為什麼，也喜歡做研究。他是美國約翰霍普金斯大學的流行病學博士，認為流行病學家的工作十分有趣，就像福爾摩斯或偵探柯南一樣，都要仔細觀察和認真推理。另外，他也以烏腳病和病毒肝炎的研究聞名國際。2003 年 SARS 大流行的時候，他當了衛生署長帶領全民防疫，也努力提升臺灣的傳染病防治體系。

胡妙芬

月亮臉、大眼睛、孩子的媽與科普作家，也是大仁爺爺的學妹。臺大動物研究所碩士，卻為了陪伴孩子一頭栽進兒童科學教育領域，從事相關的教學、寫作、翻譯、科學展示設計、廣播節目及兒童科學網站等自由工作。作品有：《天下第一龍》、《福衛二號救援檔案：來自第 8 蟲洞的訪客》、《大鳥村的夏日救援》、《達克比辦案系列 1～10》、《科學史上最有梗的 20 堂化學課》、《科學史上最有梗的 20 堂物理課》、《暴龍時光機》、《腕龍溜滑梯》等。

繪者簡介

Hui

畢業於臺灣藝術大學雕塑學系。現職為接案插畫家，也是阿比（朋友的小孩）的玩伴。覺得「美」是一種奇妙的和諧，隱藏在森林裡、也在公園裡，有時也會調皮的躲在不明顯之處，而自己的工作重點就是發現它。作品散見於兒童類和生活類刊物，更多作品請見：yihui405.wixsite.com/0405

◐◑ 少年知識家

小大人的公衛素養課

作者｜陳建仁、胡妙芬　　繪者｜Hui
責任編輯｜張玉蓉　　美術設計｜陳宛昀　　行銷企劃｜陳詩茵、葉怡伶
天下雜誌群創辦人｜殷允芃　　董事長兼執行長｜何琦瑜
媒體暨產品事業群
總經理｜游玉雪　　副總經理｜林彥傑　　總編輯｜林欣靜　　行銷總監｜林育菁　　主　編｜楊琇珊　　版權主任｜何晨瑋、黃微真
出版者｜親子天下股份有限公司　地址｜104臺北市建國北路一段96號4樓
電話｜（02）2509-2800　傳真｜（02）2509-2462　網址｜www.parenting.com.tw
讀者服務專線｜（02）2662-0332　週一～週五：09:00-17:30
讀者服務傳真｜（02）2662-6048　客服信箱｜parenting@cw.com.tw
法律顧問｜台英國際商務法律事務所・羅明通律師
製版印刷｜中原造像股份有限公司
總經銷｜大和圖書有限公司　電話｜（02）8990-2588
出版日期｜2021年 9月第一版第一次印行
　　　　　2024年 8月第一版第八次印行
定價｜500元　書號｜BKKKC188P　ISBN｜978-626-305-081-5（精裝）

訂購服務 —————————————————————
親子天下Shopping｜shopping.parenting.com.tw
海外・大量訂購｜parenting@cw.com.tw
書香花園｜臺北市建國北路二段6巷11號　電話（02）2506-1635
劃撥帳號｜50331356親子天下股份有限公司

國 家 圖 書 館 出 版 品 預 行 編 目 資 料

小大人的公衛素養課/陳建仁, 胡妙芬
文；Hui圖. -- 第一版. -- 臺北市：親
子天下股份有限公司, 2021.09
104面；21.5X25.4公分
ISBN 978-626-305-081-5(精裝)

1.流行病學 2.傳染性疾病防制 3.通俗
作品

412.409　　　　　　110013783

立即購買 ＞

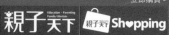